HET 12-PUNTENPROGRAMMA VOOR JE GEZONDHEID!
DOE HET ZELF!

Stefaan De Wever

Het 12-puntenprogramma voor je gezondheid! Doe het zelf!

UITGEVERIJ
DE EENHOORN

CIP-gegevens: Koninklijke Bibliotheek Albert I
Coverillustratie: Groene Dag
Grafische vormgeving en druk: Oranje, Sint-Baafs-Vijve

D/2000/6048/156
ISBN 90-5838-080-7
NUGI 735

Inleiding

Echte gezondheidszorg is zelf-zorg

Ongeveer twintig jaar heb ik er over gedaan om mij een zo volledig mogelijk beeld te vormen van wat gezondheid en ziekte precies zijn en om uit te maken wat de juiste wegen zijn die leiden naar een goede gezondheid. Ook ik heb in die periode heel wat vooroordelen en bepaalde gangbare ideeën moeten loslaten voor ik kon inzien dat men "de natuur het werk moet laten doen".
Bijna iedereen is ervan overtuigd dat we in geval van ziekte "iets moeten doen"... maar we weten meestal niets of heel weinig af van die ziekte. Hoe kunnen we dan weten wat we eraan kunnen doen?
Veel mensen doen dan ook een beroep op mensen die er hun beroep van gemaakt hebben om anderen te (helpen) 'genezen'. De patiënt legt zijn lot in de handen van therapeuten en artsen en verwacht dat zij de problemen oplossen. De arts is er tenslotte toch om je lichaam - en indien nodig ook je geest - te "herstellen"?
Voor het schrijven van dit boek heb ik gebruik gemaakt van diverse publicaties en wetenschappelijke analyses en van talloze getuigenissen van mensen die hun aftakelende gezondheid een halt wisten toe te roepen en weer beter werden. In de voorbije jaren heb ik enkele boeken die deze problematiek behandelen vertaald naar het Nederlands om ze toegankelijk te maken voor een groter publiek. Mede door de gunstige reacties op deze publicaties vanwege het publiek, artsen en mensen uit de verzorgingswereld ben ik tot het schrijven van dit boek gekomen. De bedoeling hiervan is de essentiële punten aan te geven die iedereen moét kennen die naar een goede gezondheid streeft.
In dit boek worden, in vogelvlucht, de "gezondheidsmakers" afgewogen tegen de "ziektemakers". Ik ben mij er heel goed van bewust dat ik met de publicatie van dit boek een aantal instanties en belangengroepen tegen mij in het harnas jaag. Ik heb allerminst de bedoeling iemand te kwetsen, maar ik voel er ook niets voor iemand naar de mond te praten, alleen maar in de hoop dat dit boek daarmee gunstiger wordt onthaald. Ik ga ervan uit dat eenieder zelf in staat moet zijn om te beoordelen wat het hem of haar waard is om in goede gezondheid te blijven. Verder hoop ik dat de lezer door dit boek zal begrijpen "waarom" er zoveel ziekte en lijden is. Ziekte en lijden die zinloos zijn.
Gezondheid is het resultaat van gezond leven en dat niet gedurende één week, één maand of één jaar, maar liefst een leven lang. Hoe vaak heb ik niet men-

sen ontmoet die, nadat ze enkele weken een paar aanbevelingen uit mijn boeken hadden opgevolgd, nòg niet beter waren! Ze vertelden me ontgoocheld "dat het niet werkt". Die mensen begrijpen te weinig van het begrip "ziekte". Ze zien niet in hoe ver we zijn afgedwaald van een gezonde levenswijze. En dus van gezondheid.

Hoe vaak wensen wij het elkaar niet toe: "Gezondheid!"... We heffen het glas, proppen ons lichaam vol en vinden dat we niet zo moeten zeuren... "Als dat ook al niet meer mag, wat heb je dan nog aan het leven?" Sommigen voegen er zelfs aan toe: "Beter wat korter leven, maar goéd leven...!" ...En ze *leden* nog lang en gelukkig!

We oogsten altijd de vruchten van wat we zaaien. We wensen elkaar zo vaak allerlei goede dingen toe, "vooral een goede gezondheid". Maar we moedigen elkaar nooit aan om een weg in te slaan die naar een "goede" gezondheid leidt.

Miljoenen mensen, over de hele wereld, lijden aan de meest uiteenlopende ziekten... en zijn op zoek naar een beter leven. Hebben ze daar recht op? Natuurlijk. Het is niet meer dan eerlijk dat we zoeken naar middelen die kunnen helpen om de last van het leven te verlichten, om een waardig, zinvol, positief en constructief leven te leiden. Kortom, om een leven te leiden zoals het bedoeld is.

De meeste mensen zoeken echter niet goed. Ze laten zich misleiden, zijn tevreden met halve oplossingen of vermijden hun problemen grondig aan te pakken. Ze zijn niet op zoek naar échte gezondheid of échte vitaliteit. Ze zijn niet bereid te kijken naar de "natuurlijke" gang van zaken, naar de bedoeling van de natuur. Ze willen meestal alleen maar doorgaan met hun "normale" leventje, wat daarvoor ook de prijs is. En deze beslissing, deze keuze heeft inderdaad een prijs. En die is vaak héél hoog. De kwaliteit van hun leven wordt minder. Het enige wat stijgt zijn de doktersrekeningen, het aantal medicijnen dat wordt ingenomen om de pijn te onderdrukken. De mensen zoeken verder... Het is een lange (lijdens)weg. Onderweg horen zij vele theorieën die met veel overtuiging worden uitgesproken en ze concluderen besluiteloos: "wie of wat kan men nu nog geloven?"

Na het lezen van dit boek kan je je dezelfde vraag stellen, tenminste, als dit boek niet aan je verwachtingen voldoet. De boodschap, die het bevat, kan je echter alleen maar bereiken als je alle vooroordelen opzij zet en je je laat leiden door de logische inhoud van het boek.

Het principe ervan is heel simpel: "Laat het natuurlijke zo natuurlijk mogelijk". Toegegeven, dit is een uitspraak die gemakkelijker lijkt dan hij in werkelijkheid is. De mensen van tegenwoordig zijn immers -jammer genoeg- vervreemd van de natuur. Het is voor hen dan ook niet zo eenvoudig om op een juiste wijze in te schatten wat de natuur inhoudt en wat ze precies

bedoelt.
Iedere wetenschap ten spijt heeft de natuur nog altijd het laatste woord. In de natuur zijn tal van wetmatigheden te zien. En wat zich daar afspeelt is niets anders dan actie en reactie, oorzaak en gevolg.
We leven in een tijd van technologische hoogstandjes, maar... de natuur staat niet buitenspel! Zij bepaalt de krijtlijnen waarbinnen het leven verloopt. De wetten van het leven worden niet opzij geschoven door medicijnen, kruiden, therapieën of wat voor hulpmiddelen dan ook. Die wetten zijn bepalend voor het goed functioneren van het organisme en veranderen nooit. Ons zenuwstelsel wordt door allerlei dingen, door allerlei factoren beïnvloed en geïrriteerd. Honderden "agitatoren" geven kleine en grote signalen af en de meeste mensen vinden dit 'normaal'. Ze weten immers niet beter, ze zijn eraan gewend. Ze weten niet meer hoe hun lichaam 'natuurlijk' aanvoelt. Ze hebben niet het flauwste benul meer wat vitaliteit is. De signalen die ze krijgen zijn het resultaat van onderdrukte uitputtingsverschijnselen en een verzwakte zenuwkracht. Zogezegde 'oppeppers' zijn de oorzaak van inzinkingen en depressies. Nee, zij genezen je niet. Echt niet! Als je besloten hebt om je genezing in eigen handen te nemen, moet je inzien wat voor risico's ziekte inhouden. De natuur verzet zich tegen elke verloedering. Het alwijze lichaam probeert zich te ontdoen van ongewenste stoffen. Het verzet zich tegen achteruitgang. Het zelfgenezend mechanisme doet alles wat mogelijk is om afwijkende condities te corrigeren... vanaf de wieg.
De natuur is altijd in de weer, ook in je eigen leven, zelfs al moet je hoogstwaarschijnlijk bekennen dat dit leven niet bepaald een toonbeeld van natuurlijkheid is. Het is dan ook zaak om te kiezen voor een "natuurlijker" leven. Deze keuze staat garant voor een boeiende ervaring, dat kan ik je garanderen. Probeer het geheel te zien: de natuur zoals ze in werkelijkheid is, en niet het vervormde, vertekende beeld dat de mens er vaak van heeft gemaakt. Dan pas zal je inzien dat de natuur altijd gelijk heeft.

Allergie, astma, diabetes, hart- en vaatziekten, huidaandoeningen, verkoudheid, ontstekingen, nierproblemen, reuma, jicht, artrose, osteoporose, kanker, zenuwziekten, slapeloosheid, spierziekten, verteringsproblemen...? Miljoenen mensen hebben ermee te maken en ervaren hun toestand als onvermijdelijk. Toch zijn ze niet "zomaar" ziek geworden. Er is een reden voor, een oorzaak. De Amerikaanse geleerde Dr. Tilden noemt "intoxicatie" de oorzaak van alle ziekten, ongeacht de naam die deze ziekten ook mogen dragen.
Ziekte moet niet bestreden worden. Ziekte is genezing.
De meeste zieken zoeken verlichting in de klassieke of alternatieve geneeskunde. Ziek zijn is geen pretje... vooral niet als het te lang duurt. Maar voor

mensen die "het geheel" zien, is het duidelijk dat ziekte niet geneest met kruidenthee, een kruidenpilletje of het volgen van een of andere therapie. Genezen kan men, mits de voorwaarden voor genezing worden geschapen, m.a.w. als de oorzaak wordt voorkomen en het zieke organisme de kans krijgt om te doen wat nodig is. Halve maatregelen zijn halve oplossingen en lossen bijgevolg niets op. Ze zijn alleen maar gebaseerd op het onderdrukken van de symptomen, niet op het aanpakken van de problemen zelf. Deze maatregelen zijn dan ook onnatuurlijk...

Voorwoord

De natuur heeft altijd gelijk

De hele wereld zit vol halve oplossingen, op alle gebieden. Ze zijn economisch ongetwijfeld interessant, ze houden de molen draaiende en zieke mensen ziek genoeg om geneeskundige zorgen te behoeven. Halve oplossingen zijn overal te vinden. Het ergste is dat de meeste mensen zich neerleggen bij deze situatie en blijkbaar niet bereid zijn om zelf een extra inspanning te leveren. Zeg eens eerlijk, wat vind jij van een vitaal leven? Spreekt dit jou aan? Zo ja, besef dan dat er van jou een forse inspanning wordt gevraagd en dat je zal moeten leren anders aan te kijken tegen het leven. En tegen het begrip "gezondheid"...
Dit boek wil je daarbij helpen. Het maakt deel uit van een groter geheel, namelijk de cursus GezondheidsOpvoeding, waarin alle aspecten van voeding en gezondheid uitvoerig worden behandeld en diep wordt ingegaan op de relatie tussen voeding en gezondheid.
Het spreekt vanzelf dat ook de geestelijke aspecten van gezondheid heel belangrijk zijn. De slogan "een gezonde geest in een gezond lichaam" is beslist geen loze kreet. Het is goed dat men deze wijze spreuk in gedachten houdt. Een -positief- gevolg daarvan is dat men geneigd is sneller tot handelen over te gaan. En dat is maar goed ook, want wie positief denkt heeft niets aan halve waarheden en halve oplossingen. Men dient zich volgende vraag te stellen: ***"Wat doe ik met de rest van mijn leven".***

En, daarop aansluitend: "Wat doe ik met de "rest" van mijn gezondheid?" Positieve mensen zoeken naar oplossingen zodat ze terecht kunnen beweren: "Elke dag gaat het beter en beter". Positieve mensen zijn mensen met onderscheidingsvermogen, mensen die in staat zijn om te zien dat wie iets onderneemt, ook resultaten ziet.
Daarom zeg ik tegen hen: geloof niet in fabeltjes als het om gezondheidszorg gaat. Denk maar niet dat de gevolgen van een verkeerde levens- en voedingsstijl kunnen worden goedgemaakt door het innemen van extra vitamines en mineralen. Je kan niet ongestraft een leven leiden waarin onvoldoende aandacht aan een juiste voeding wordt geschonken. Als je voeding in orde is, heb je verder niets nodig. Je gezondheid heb je zelf in de hand. Laat je die dan ook nooit uit handen nemen!
Gezondheid is een normale want natuurlijke toestand van de mens. Wat voor dieren geldt, geldt ook voor de mens, wat dit betreft.

Waarom? Heel eenvoudig, omdat een goede gezondheid het resultaat is van een juiste invulling van onze levensbehoeften. Deze laatste zijn vrij simpel en een mens kan er veel makkelijker in voorzien dan een dier in de vrije natuur. Het enige wat een mens te doen staat, is gezonde levensregels volgen. Wie dit nalaat en zijn lichaam volstopt zonder naar de behoeften van dit lichaam te luisteren (dat beduidend minder nodig heeft), is zonder meer ongezond bezig. Je gezondheid hangt van jezelf af. Jij bepaalt zelf of je gezond wilt zijn en of je een aantal elementaire, natuurlijke regels wilt volgen. ***Gezondheid is de grootste doe-het-zelf-zaak van de wereld!***

Het twaalf-puntenprogramma van dit boek in vogelvlucht:

1. Niemand kan ademen in jouw plaats. De allergrootste behoefte die uw lichaam heeft, is frisse lucht. Daarom is dit punt nummer één. Gun je lichaam die reinigende stroom vitaliteit!
2. Niemand kan drinken in jouw plaats! Je lichaam heeft behoefte aan water, héél zuiver water! Als je gezond bent, daalt je vochtbehoefte met 60%. Bovendien zorgt je natuurlijke voeding voor ruim voldoende water.
3. Niemand kan eten in jouw plaats. De keuze van je voeding en de manier waarop je die eet is in jouw handen. Ieder levend wezen heeft zijn eigen natuurlijke voeding, maar de meesten onder ons worden misleid en zijn slecht geïnformeerd als het om voeding gaat. De "voedingsdeskundigen" niet in het minst. Onze instincten bestaan nog steeds, alhoewel ze niet meer op het natuurlijke zijn ingesteld.
   Natuurlijke voedingsmiddelen zijn voedingsmiddelen die we in een zo natuurlijk mogelijke, complete vorm gebruiken. Voedingsmiddelen in hun natuurlijke staat voldoen aan onze behoeften. "Eet voeding in zijn "perfecte" staat, zoals in het paradijs en laat het door menselijk 'vernuft' ontstane nep-voedsel voor altijd staan!
4. Niemand anders kan slapen in jouw plaats. Slaap is heel belangrijk, want hij zorgt voor de dagelijkse zenuwenergie. Hoe gezonder je bent, des te dieper en verkwikkender je slaap zal zijn! Gezonde mensen hebben nooit slaapproblemen.
5. Niemand anders kan je liefhebbend of beminnelijk maken. Uitdrukking kunnen geven van je liefde is een vitaal onderdeel van het leven. Liefde is geen eenrichtingsverkeer. Het is een kwestie van geven en nemen, maar liefde en genegenheid zijn essentieel voor de mens. Zelfs al zijn we door onze opvoeding of onze sociale situatie af en toe verbitterd of allesbehalve minzaam, toch willen we diep in ons hart contact met de ander. We willen kunnen beminnen en bemind worden. Dit verlangen laat ons niet los, het is daarvoor te diep in ons geworteld. Het is een vitaal onderdeel van ons leven.

6. Niemand anders kan ervoor zorgen dat je lichaam de nodige oefening krijgt. In natuurlijke omstandigheden zou je buitengewoon actief zijn. Je zou druk in de weer zijn met het zoeken naar en het vergaren van je voedsel. Actief zijn is eveneens een vitale levensbehoefte. Maar in de tijd en maatschappij ("het gemak dient de mens") is daar nog nauwelijks plaats voor. Je kan niet gezond zijn als je je lichamelijk niet fit voelt, ook al zegt 'fit zijn' nog niet alles over gezondheid.
   Stippel een oefenprogramma uit, in harmonie met je andere levensbehoeften. Je zult zien dat dagelijks vijf minuten aërobische oefeningen je goed doen. Ze maken een ander mens van je!
7. Niemand kan in jouw plaats de zon opzoeken. Zonlicht is een échte behoefte. Werk en leef zoveel mogelijk in natuurlijk licht. Het capteren van zonlicht door uw huid is een essentiële behoefte. De mens is geen wezen dat gemaakt is om zijn dagen door te brengen in duisternis of bij kunstlicht! Ten onrechte wordt beweerd dat men kanker krijgt van zonlicht. Miljoenen en miljoenen mensen leven en werken in zeer intens zonlicht en krijgen geen kanker. Amerikanen en Europeanen die weinig blootgesteld zijn aan de zon, krijgen méér huidkanker dan eender welke vergelijkbare bevolkingsgroep. Dit heeft te maken met de aanwezigheid van cholesterol, een verkeerde voeding en het onverantwoord blootstellen van de huid aan hevig zonlicht gedurende een korte periode van het jaar.
8. Niemand anders kan ervoor zorgen dat je lichaam op een "normale" manier wordt gereinigd. Je moet er zelf voor zorgen dat je afvalstoffen op alle mogelijke natuurlijke manieren het lichaam verlaten. Dat dit een belangrijke functie is, weet iedereen. Alleen verkeerd leven en eten zorgen voor het verlies van de reinigende lichaamsfuncties.
9. Niemand anders dan jij kan de schoonheid van het leven waarderen, ervan genieten en het omzetten in levensvreugde. De behoefte aan elementaire schoonheidservaringen is heel groot.
   Het ervaren van schoonheid en goedheid geeft ons een gevoel van geluk, welzijn en innerlijk evenwicht. Het zorgt als het ware voor onze geestelijke vitamines. De schoonheid om ons heen compenseert de negatieve indrukken en invloeden die we dagelijks opdoen en die ons deprimeren en ontmoedigen. Zolang men schoonheid ziet in het leven, is het de moeite waard om er met volle teugen van te genieten.
10. Niemand anders kan vertellen of je je goed in je vel voelt. Het geeft een prettig gevoel als je vindt dat het leven goed en aangenaam is. Je bent pijnvrij, je vindt dat alles gaat, op alle gebieden. Je hebt het niet te warm of te koud. In één woord: je bent in een toestand van homeostase. Met andere woorden: je verkeert in een evenwicht waarbij alle lichaamsfuncties optimaal en gezond functioneren.

11. Geef aan het leven een diepere betekenis: de mens heeft, sinds zijn ontstaan, geloofd in het bestaan van een liefhebbende God. Ze vonden zijn handschrift terug in de natuur, in het geschreven woord, in hun eigen leven. Geloofszekerheid heeft niets te maken met mensen of instellingen, maar met de persoonlijke verhouding die men heeft met een alles in stand houdend opperwezen, dat zin en betekenis geeft aan alle leven.
12. Uiterlijke én innerlijke hygiëne. Zeker, wij besteden vaak meer dan voldoende aandacht aan de buitenkant, maar hoe is het met onze binnenkant gesteld? Innerlijke en uiterlijke reinheid heeft te maken met eigen verantwoordelijkheid.
    Veel mensen leven als een mooi gepoetste vuilnisbak en dat is toch niet de bedoeling? Kijkt maar eens naar de huid van sommige mensen, let maar eens op hun slechte adem...

Alleen als we de principes en de wetten in acht nemen die over ons bestaan regeren, zullen we fit en gezond blijven. Ouder worden zal ons dan geen pijn doen. Als we deze wetten aan onze laars lappen, zullen we uiteindelijk roepen om hulp en smeken om ons uit ons lijden te verlossen.
Eén ding moet duidelijk zijn: wat voor probleem je ook hebt, als het met je gezondheid te maken heeft, zal jij het moeten oplossen. Jij, en niemand anders! Vergeet niet: ***gezondheid is de grootste doe-het-zelf-zaak van de wereld!***

In de 12 hoofdstukken van dit boek ga ik daarom dieper in op elk van de bovenstaande 12 punten.

1.

Ademen verfrist en ontzuurt

Zonder er bij na te denken, dag in dag uit, week na week, jarenlang, zolang je leeft, haal je adem. Ademen is iets wat geheel automatisch gebeurt. Dit betekent niet dat we er geen aandacht aan moeten schenken, want het is goed mogelijk dat we op een verkeerde manier ademen.
In feite past de ademhaling zich aan de omstandigheden aan. Wanneer je leven zwaarder belast wordt, zoekt het een ritme en een diepte die in de gegeven situatie het makkelijkst vol te houden is. Er zijn mechanismen die er een remmende of stimulerende invloed op uitoefenen en waarvan de meesten onder ons zich niet bewust zijn. Dit regelmechanisme functioneert volkomen los van onze wil. Het is een samenraapsel van psychologische en fysiologische omstandigheden dat bepaalt hoe de ademhaling is. Zowel het ritme ervan als de ademdiepte worden bepaald door een groot aantal factoren èn door de behoefte van het lichaam. Dit wil echter niet zeggen dat we dit systeem niet kunnen wijzigen of beïnvloeden. Wij kunnen op zijn minst momenten inlassen waarop onze ademcyclus meer gaat lijken op die van een vitale persoon met een meer dan gemiddeld uithoudingsvermogen. Ook al verloopt onze ademhaling automatisch, we hebben er toch invloed op door het veranderen van de tijdspanne waarbinnen dit gebeurt.
De ademhaling speelt een belangrijke rol als activator van de vitale lichaamsprocessen, als oxiderende factor van zuren, als zuurstofleverancier bij nagenoeg alle stofwisselingsprocessen, als regenerator van de cellen, als "helper" bij het ontgiftigen van het lichaam. We hebben er alle belang bij om regelmatig onze ademhaling te versnellen, te controleren en te corrigeren.
De oxidatieschade waarvan tegenwoordig zoveel sprake - en die men met antioxidanten te lijf wil gaan - heeft niets te maken met de zuurstof die via de normale weg, de ademhaling, in het lichaam komt. Oxidatieschade in het lichaam heeft vooral te maken met voeding die vooraf geoxideerd werd en niet langer gebufferd wordt door actieve levende stoffen zoals biologisch actieve complexen van enzymen, vitamines en mineralen. Het is belangrijk dat men dit beseft, anders blijft men in het ongewisse over de ware betekenis van de adem. Sommige mensen vragen zich zelfs af of roken soms niet goed is om oxidatieschade tegen te gaan.
Omdat de oxidatieschade ten gevolge van verkeerde voeding, die gebakken, geconserveerd, bereid en gechemicaliseerd is, onvoldoende ingeschat wordt, (er zijn trouwens geen normen om deze schade te beoordelen) blijft zij in het

onderzoek te vaak buiten schot. Het is dé bron van veroudering, verzwakking en celdegeneratie. Het is interessant om te weten dat kanker alleen optreedt in een zuurstofarm milieu en dat zuurstofrijke omstandigheden preventief werken op kanker.
Aërobisch oefenen is vandaag de dag hét sleutelwoord. Dat lichaamsoefeningen voordelen bieden voor de gezondheid, staat buiten kijf. Voldoende lichaamsbeweging resulteert in een verhoogde stofwisseling en een verhoging van de lichaamsreiniging, vooral door de verhoging van de zuurstofinname. In enkele minuten tijd wordt iedere cel geheel ondergedompeld in een overvloedige stroom van voedingsstoffen en worden de toxines in versneld tempo afgevoerd. Dat kan je trouwens ruiken aan je zweet, maar ook aan de veranderde concentratie van je urine.

Veel mensen ademen verkeerd, ondiep, te snel of geforceerd. In het verleden waren er soms omstandigheden waardoor men niet gezond kon ademen en de buik rustig in dit ritme betrekken. Laten we niet vergeten dat de vrouwen vroeger heel moeilijk buikademhaling konden toepassen omdat ze strakke korsetten droegen. We mogen ons gelukkig prijzen dat we vandaag de dag een stuk kleding kunnen dragen waarin we ons goed en ontspannen voelen. Buikademhaling zou een automatisme moeten worden op alle momenten van ontspanning: in onze slaap, tijdens de rustige momenten van de dag en het tijdstip waarop we bewust een rustpauze inlassen. Gebruiken we bij het ademhalen alleen onze borstkas, dan worden de longen niet genoeg geventileerd. En voor een goed functioneren van de longen is een goede doorstroming van de lucht noodzakelijk.
Zelfs in bepaalde spontane reflexen zit een therapeutische betekenis. Zuchten en geeuwen bijvoorbeeld vertellen ons iets over onze manier van ademen. Wij zuchten allemaal af en toe, zelfs kleine kinderen. Wij zuchten niet omdat we ons vervelen, maar om de longen te ventileren en ziekten in de longen te voorkomen. We moeten echter niet alleen op ons "zuchtmechanisme" vertrouwen, omdat dat ons slechts een minimum aan luchtdoorstroming geeft. Het is beter om beter te leren ademen. Dat geeuwen ons kan helpen om beter te ademen wekt misschien wat verbazing. Deze spontane reflex is echter als het ware een roepen om zuurstof, waarbij het middenrif centraal staat. Als je je middenrif beter wil leren kennen, onderdruk dan voortaan je geeuwreflex niet. Geeuw rustig, hou je niet in. Er is niets mis mee, integendeel. Bij wijze van oefening kan je zelfs "leren" geeuwen.
Om de ventilatie te bevorderen, kan je het volgende doen:

1. Neem bij het opstaan de tijd om 10 keer diep en langzaam adem te halen, liefst voor het open raam of buiten.
   Om er zeker van te zijn, dat je diep genoeg ademt, kan je je hand op je buik

leggen. Als je ademt gaat je hand op en neer op het ritme van de ademhaling. (Als je inademt wordt je buik groter, als je uitademt kleiner).
Een andere manier om te testen of je wel diep genoeg ademt is, om plat op je rug te gaan liggen. Leg dan een boek op je buik, en let erop, dat het boek op en neer gaat tijdens het ademhalen. Op als je inademt, en neer als je uitademt.

2. Als je 10 keer diep in en uit hebt geademd, kan je je armen uitstrekken boven je hoofd als je inademt, en laten zakken als je weer uitademt. Buig vervolgens naar voren en hoest een paar keer om al de "oude" lucht uit de longen te jagen. Dit kan je een paar keer doen.
3. Op een stoel gaan zitten met de handen in de zij. Buig het bovenlichaam voorover en leg het voorhoofd op de knieën. Terwijl je dit doet, adem je uit. "Rol" nu langzaam, wervel voor wervel, weer omhoog, en adem diep in.

Het is bovendien erg goed voor lichaam en longen, als men minstens één keer per dag buiten adem raakt.
Er zijn nog meer mogelijkheden om de ademhaling te oefenen en weer dynamisch en actief te maken. Raadpleeg hiervoor de achter in het boek vermelde literatuur.

Op zoek naar zuivere lucht

Luchtverontreiniging veroorzaakt in enkele van de grootste steden ter wereld steeds ernstiger gezondheidsproblemen en maakt als het ware zowat overal een vast onderdeel uit van het stadsleven. Dit staat o.m. te lezen in een rapport dat gezamenlijk door de Wereldgezondheidsorganisatie en het Milieuprogramma van de Verenigde Naties is uitgegeven.
Het rapport over luchtvervuiling (20 steden werden onder de loupe genomen) wijst erop dat het gemotoriseerde verkeer een van de belangrijkste oorzaken van luchtvervuiling is. Het geeft ook aan dat het aantal motorvoertuigen in de hele wereld - thans ongeveer achthonderd miljoen - in de komende 20 à 30 jaar zal verdubbelen. Luchtvervuiling heeft een nadelige uitwerking op de luchtwegen en het hart- en vaatstelsel, met als gevolg meer zieken, invaliden en sterfgevallen.
Vervuiling is overal. Als de toxines de lucht vullen, nemen ze de plaats in van zuurstof. Waar de lucht normaal zo'n 40% zuurstof moet bevatten, is dit nu bij vervuiling amper 20%. In meer dan de helft van de onderzochte steden was het percentage zuurstof zelfs nog lager.
Leven onder stress en spanning in een vervuilde stad betekent een dubbele rekening betalen. Aangezien stress, zowel fysieke als emotionele, evenals een verhoogde werkzaamheid van het immuunsysteem resulteren in een verhoogde behoefte aan zuurstof, kan men zich indenken dat de verminderde aanwezigheid van zuurstof af en toe wel een probleem wordt. Gebrek aan oefening

(ontstressend), het gebruik van prikkelstoffen, tabak, alcohol, koffie, gekookte, zuurstofloze fabrieksvoeding etc. maken de zaak alleen erger.

Als je gezondheid je lief is, zal je bijgevolg zelf moeten zorgen voor een betere ventilatie van je lichaam. Hiervoor moet je dagelijks wat tijd vrijmaken voor oefeningen, hoe weinig tijd je ook hebt. Probeer die plaatsen op te zoeken waar de kwaliteit van de lucht beter is. Hoe delicater je conditie is, des te noodzakelijker is het om aandacht te schenken aan je ademhaling en die te verbeteren.
Beklaag je niet over de slechte kwaliteit van de lucht en over de vervuiling. Doe iets om binnen de gegeven situatie maximaal te genieten van de kracht die je adem vertegenwoordigt.

In het GezondheidsZoekersSysteem hebben we het over energierovers en energievergroters. In dit boek laten we je kennis maken met de tien energievergroters. je vindt ze terug doorheen het hele boek.

Energievergroter: zuivere lucht

Zuivere lucht is net zoals alle andere 'Energievergroters' een essentiële voedingsstof. De twee menselijke longen zijn opgebouwd uit een biljoen fijne cellen. Ieder van ons ademt minstens 500.000 kubieke cm lucht per dag in. Deze heel kleine cellen wisselen koolmonoxide met zuurstof uit. Minstens 500 liter bloed per dag stroomt door de longen ter uitwisseling van koolmonoxide voor zuurstof. Het is hier dat de giften en onzuiverheden van het bloed worden gebracht om te worden uitgescheiden als we uitademen. Het is hier dat het bloed een verse aanvoer van zuurstof krijgt die naar alle delen van het lichaam wordt gebracht en waarmee de triljoenen cellen van de normale stimulatie worden voorzien. Als de lucht die we inademen vers en zuiver is, zal dit leven in het lichaam brengen en onze zenuwenergie vergroten. Als de lucht echter gevuld is met giftige gassen als gevolg van vervuiling, zal dit onze reserve aan zenuwenergie leegroven.

"Toxische chemicaliën in de lucht zijn er niet alleen aan de buitenkant van je raam", waarschuwt Debra Lynn Dadd ons in Nontoxic en Natural. "Toxische chemicaliën zijn in onze huizen en werkplaatsen, en liggen voor je neus. *Westerlingen besteden 90-95% van hun tijd binnenshuis, toxische dampen inademend."*
In feite is het toxische niveau van vervuilende stoffen in moderne gebouwen vaak hoger dan in de buitenlucht. Een rapport uit 1984, opgesteld door de Consumer Product Safety Commission, stelt dat vervuiling binnenshuis zelfs tien maal zo hoog kan oplopen als de vervuiling buitenshuis. De vervuiling

binnenshuis is de laatste tijd een steeds groter probleem geworden vanwege de toename van gesloten ventilatiesystemen in energiezuinige gebouwen en een gevaarlijke verhoging van het aantal vervuilingsbronnen binnenshuis. Het rijtje vervuilers is indrukwekkend: synthetische materialen, plastiek en synthetische vezels (gebruikt voor de constructie van gebouwen en de productie van interieurstoffen), reukstoffen, schoonmaakproducten, pesticiden, gasapparaten en verwarmingstoestellen. En dan zijn er nog vele andere, gewone dingen die van synthetische substanties gemaakt zijn.

De lucht die we inademen voert de zuurstof aan die noodzakelijk is ter ondersteuning van de lichaams- en levensprocessen. Als we in een vervuilde omgeving leven, kunnen we maar weinig doen om zuivere lucht te krijgen. Behalve vechten voor een zuivere luchtwetgeving of verhuizen naar een heilzamere, gezonde omgeving.

Als men nagaat hoe belangrijk zuivere lucht voor onze gezondheid is, is het niet onredelijk die beslissing te nemen. Voor de meesten van ons is de lucht gelukkig (nog) van redelijke kwaliteit.

We moeten ervoor zorgen dat we zoveel frisse lucht kunnen inademen als maar mogelijk is – en dit is altijd de lucht van buitenshuis. Het is ook buiten, in de open lucht, dat we onze oefeningen moeten doen. Want alleen daar kunnen we op een natuurlijke manier diep in- en uitademen.

We mogen ook niet vergeten onze woonkamer, werkkamer en slaapkamer goed te ventileren. Zodoende krijgen we ook binnen nog wat frisse buitenlucht. En we slapen uiteraard met het raam open. We moeten inzien dat goed en voldoende ademhalen ook goed is voor onze gezondheid in het algemeen, dus ook voor neus, mond, borst, longen en abdomen. Van belang is ook een goede lichaamshouding om goed ademhalen te bevorderen. We moeten er ook voor zorgen kleren te dragen die een goede ademhaling niet beletten.

Onthoud de Energievergroters die hier beschreven staan: slaap, werk, oefen en leef op een plek waar de lucht zuiver en fris is. Neem de tijd om diep te ademen. En neem daarbij een houding aan die een rustige en diepe ademhaling mogelijk maakt.

Beter ademen? Alleen jij kan dit leren!

2.

Zuiver water brengt evenwicht in de vloeistoffenkringloop

Met het thema "water" zijn we beland bij de "drankbehoefte", een onderwerp waarover veel geschreven is en waarover kennelijk het laatste woord nog niet is gezegd.
"Je moet veel drinken, je lichaam vraagt erom." Die aanbeveling horen we altijd en overal. Het is een van de adviezen die we te horen krijgen als het om onze gezondheid gaat. Twee tot drie liter per dag is geen uitzondering, eerder een norm waarvan je niet mag afwijken. Het lijkt alsof je niet genoeg kan drinken. Waar is dit allemaal goed voor? Om te spoelen uiteraard, luidt dan prompt het antwoord. Of dit de juiste reden is, valt te betwijfelen. Het lichaam laat zich niet zomaar uitlogen. Voor de verwijdering van toxische stoffen uit het lichaam is méér nodig dan alleen maar water of een andere vloeistof. Met andere woorden: niemand schijnt zich te bekommeren over het hoé en wààrom van de natuurlijke vochtbehoefte. En nog minder blijkt men begaan met wàt men drinkt. Het is maar zeer de vraag of de dranken die worden gebruikt om het lichaam "te spoelen", c.q. om de vloeistoffenbalans in evenwicht te houden, tegemoet komen aan wat het organisme vraagt.
Wij geven hierbij, in vogelvlucht, een overzicht van alle mogelijke vochtleveranciers. Daarna trekken we de nodige conclusies. We kunnen je alvast verklappen dat ons lichaam alleen maar zuiver water wil.

1. Er is water en water

- leidingwater: is ongeschikt als drinkwater want rijk aan ongunstige, anorganische mineralen en chemische bestanddelen (anorganische kalk, chloor, nitraten en stoffen om het water te "bereiden"...)
- mineraalwater: is water uit een bron, rijk aan anorganische mineralen en dan ook slechts met mate te gebruiken.
- bronwater: eveneens water uit een bron, bevat een beperkt gehalte aan anorganische mineralen; is zeer goed indien vers en verpakt in glas. De beste bronwaters zijn waters met een zo klein mogelijke droogrest.
- gefilterd water: is water, ontdaan van een gedeelte van zijn belastende, niet voor het lichaam bruikbare stoffen. Het beste waterzuiveringssysteem is een goed functionerende osmosefilter en vooral de drinkwaterdistillatie.

2. Frisdranken

Zijn ongeschikt: ze bevatten grote hoeveelheden suiker, koolzuurgas, cafeïne, kinine, kleurstoffen, kunstmatige aromastoffen of smaakversterkers. Dergelijke dranken zijn dan ook alleen maar af te raden. De praktijk leert ons dat frisdranken niet écht de dorst lessen. Integendeel, je blijft een dorstig gevoel houden.

Frisdranken zijn allesbehalve vriendelijk voor je lichaam, met name voor je tanden. Dr. Clive McCay van de Cornell University toonde aan dat frisdranken het tandemail in twee dagen volkomen kunnen afslijten en de tanden zo zacht als pap maken.
Het ingrediënt dat dit op zijn geweten heeft is een afgrijselijk brouwsel dat fosforzuur heet en aan veel frisdranken wordt toegevoegd om ervoor te zorgen dat de prik niet verdwijnt. Fosforzuur wordt verkregen door fosfor met zwavelzuur te behandelen. Wie wil er nu dat zoiets in contact komt met de tere maagwand? Zwavelzuur! Nog een bijtende stof waarmee de vriendelijke frisdrankenfabrikant je wil verwennen!
Frisdranken bevatten o.a. ook appelzuur en koolzuur. De appel- en citruszuren, die van nature in fruit en groenten aanwezig zijn, worden in het lichaam tot base omgevormd. De zuren in frisdranken blijven zuur, omdat ze in fracties gesplitst zijn en gewoonlijk met hitte geëxtraheerd. Je pH-evenwicht kan al in de war geraken als je alleen maar het etiket van een frisdrank leest! Er bevinden zich ook verscheidene schadelijke ingrediënten in deze dranken, plus geraffineerde witte suiker, ongeveer vijf tot vijftien eetlepels per liter. Het enige verschil tussen gewone en suikervrije frisdranken is dat i.p.v. suiker een vervangingsmiddel is gebruikt, dat zo schadelijk is dat op elke fles eigenlijk een waarschuwing hoort te staan, zoals bij sigaretten.
Ook bevatten de meeste frisdranken onze oude boeman, cafeïne. Ze worden daarom ook wel eens "koude koffie" genoemd. Sommige toevoegingen bestaan uit koolteerderivaten. Daar mag je gerust een groot vraagteken bij zetten.
Als frisdrank wordt gedronken bij voedsel, leidt dit tot gisting i.p.v. tot een goede vertering. Behalve dat je je lichaam wijsmaakt dat ze lekker smaken, hebben frisdranken geen enkel nut, ook niet als dorstlesser!!! Sterker nog, je krijgt er alleen maar meer dorst van. Misschien vraag je je af waarom aan deze dranken cafeïne is toegevoegd. Dr. Royal Lee van de Foundation for Nutritional Research zegt hierover het volgende: 'Cola is overladen met verslavende cafeïne, zodat het slachtoffer, eenmaal gewend aan de stimuli, nog moeilijk zonder kan. Er is maar één reden waarom men cafeïne in frisdrank doet: om de verslavende, oppeppende werking ervan.'
Als je dit niet-voedende, calorieënlege conglomeraat van zuren en ziektever-

oorzakende chemicaliën kunt minderen, doe het dan! Ook koolzuurhoudend mineraalwater is niet ideaal, dit wegens zijn hoge zoutgehalte en de anorganische mineralen die het bevat.

3. Koffie en zwarte thee

Koffie (en zwarte thee) zijn zeker niet aan te bevelen aan mensen die hun vitaliteit willen verhogen. Zelfs een oppervlakkige analyse leert ons meteen enkele grote nadelen van deze dranken:

- bevatten cafeïne
- verhogen het adrenalinepeil met als resultaat opwekking van de stress-hormonen. Het effect hiervan is af te lezen aan veranderingen in de hartslag en bloeddruk: deze gaan gepaard met gejaagdheid, angst, bevingen, hartkloppingen, e.d. De spijsvertering geeft een zuuropstoot, waardoor combinatieproblemen ontstaan. Verder is er ook een verhoogde aanmaak van purinen (jicht / reuma!)
- verhogen de zuurproductie van de maag: dit leidt tot irritatie, brandend maagzuur, een maagzweer, spijsverteringsproblemen e.d.

Ten slotte dit nog:

- gebrande producten: af te raden. Geregeld wordt witte of groene koffie gepromoot. Deze koffie heeft echter geen enkele bijkomende waarde voor de gezondheid.
- ook cafeïnevrije koffie heeft nadelen: hij bevat toxische solventen om cafeïne neer te slaan.

4. Namaakkoffie

In tegenstelling tot wat de reclame ons wil doen geloven over cichorei, granenkoffies e.d. zijn namaakkoffies niet bepaald stimulerend voor de gezondheid, met name voor het hart. Deze koffiesurrogaten moeten dan ook worden gezien als een alternatief voor echte koffie in onze poging om deze geheel te ontwennen. Namaakkoffie is niet gezond, want ook deze "koffie" is gebrand. Hij is alleen minder schadelijk dan echte koffie. Uiteraard hebben deze granenkoffies niet de verslavende uitwerking en niet het prikkelend vermogen van gewone koffie. In dat opzicht zijn ze zeker een redelijk alternatief.

5. Melk

Eigenlijk is koemelk volledig voedsel voor opgroeiende kalfjes. Het gebruik van melk voor kinderen of volwassenen kan hooguit als een (beperkte) aanvulling op onze voeding gezien worden. Melk is geen dorstlesser, maar vloeibare voeding. Volgens bepaalde voedselcombinatietabellen zou melk steeds afzonderlijk moeten gebruikt worden (zonder enige toevoeging).
Enkele negatieve kenmerken van melk: melk bevat geen ballaststoffen, ver-

oorzaakt verslijming en allergie, overbelasting van het lymfestelsel, levert slechte voedselcombinaties op met andere voedingsmiddelen, bevat toxines (opgelost in het melkvet).
Chocolademelk is een onding en bevat evenveel cafeïne als koffie en daarnaast nog een hoge dosis suiker. Heel wat ouders, "bezorgd" om de gezondheid van hun kinderen, willen dat deze melk drinken. Laten we eerlijk zijn: chocolademelk bevat te weinig calcium om zijn eigen zuurstoot op te vangen.

6. Groente- en vruchtensappen

Sappen zijn geen drankjes die men als "tussendoortje" moet zien. Het gaat hier om volledige voeding die snel opgenomen wordt. Vers bereid (altijd aan te bevelen), zijn ze zeer rijk aan vitaminen en mineralen en zeer waardevol in een gezondheidskuur, een ontslakkingsperiode, een sapdag... Sappen helpen de mineralenbalans in evenwicht te brengen. Ze zijn dan ook een ideale drank.
Omdat men vindt dat sappen "natuurlijk" zijn, drinken kinderen (en soms ook volwassenen) vruchtensappen tijdens groentemaaltijden, bij zetmeel, eiwitten e.d. In deze combinatie doen sappen geen goed en kunnen dan ook maar beter vermeden worden. Niet-verse sappen: de kwaliteit vermindert sterk door steriliseren en bewaren. Gekookte sappen komen niet in aanmerking voor een sapkuur.

7. Kruidenthee

Is in vele gevallen een alternatieve drank, maar mag niet dienen om het eten door te spoelen, de boterham te soppen enz. Voor alle duidelijkheid weze gezegd dat bij het eten het gebruik van dranken beperkt moet worden, om de spijsverteringssappen niet te verdunnen.
Gebruik altijd niet-prikkelende kruiden om niet in hetzelfde probleem te vervallen als wanneer je koffie en zwarte thee gebruikt. Een lichte vruchten- of bloesemthee kan zonder meer, mits men deze heeft laten trekken in zuiver water. Dit water wordt daardoor als het ware de drager van de "informatie" die door kruiden wordt overgedragen.
Je kan altijd een theekuur volgen of vasten met thee. Zet nooit een té sterke kruidenthee in de overtuiging dat deze daardoor een sterkere werking zal hebben.

8. Alcohol (bier, wijn, sterke drank,...)

Iemand die besloten heeft zijn vitaliteit te vergroten, wil genezen of streeft naar meer energie, moet alcohol absoluut mijden. Wat men je ook vertelt over wijn of andere alcoholische dranken, hun tijdelijk ontspannend effect vertaalt zich in ongewenste bijverschijnselen waarover in wetenschappelijke kringen al uitvoerig is gepubliceerd. Jammer genoeg refereren heel wat populaire media aan een onderzoek waarbij geconcludeerd wordt dat wijn een positief effect heeft op het hart. Zoiets wordt graag gehoord. Mensen geloven graag in "de geneeskracht van wijn". Ze zijn er als de kippen bij als de wetenschap nog eens wat goeds te vertellen heeft over alcoholische dranken. Zo kunnen ze rustig doorgaan met van hun drankje te genieten. Maar ze vergeten dat alcohol:

- toxisch is voor het zenuwstelsel; hersencellen sterven af, hersenfuncties worden ontregeld.
- een vitaminen- en mineralenrover is, vooral van vitamine B.
- de stofwisseling stoort: het gehalte aan vetten en urinezuur in het bloed stijgt.
- een zware belasting is voor lever, pancreas, maag, slokdarm, hart, zenuwstelsel en hersenen.

Alcohol heeft in onze huidige maatschappij een dermate "belangrijke" plaats ingenomen, dat men nog nauwelijks het gevaar ervan beseft, hoewel steeds meer vrouwen en jonge mensen eraan verslaafd raken. Volgens de meeste mensen moet alcohol alleen bij overmatig gebruik als schadelijk worden beschouwd.
Een regelmatig, bijna dagelijks gebruik van bier, wijn en sterke dranken heeft op termijn een onmiskenbaar negatieve weerslag. We mogen niet vergeten dat zelfs geringe hoeveelheden alcohol een vernietigende werking op ons organisme uitoefenen, meer bepaald op de lever en de nieren.
Alcohol is vergif voor de lever. Er zijn mensen die bij het drinken van een glas wijn of sterke drank vrij snel een jeukreactie krijgen. Maar alcohol is ook vergif voor het hart. De behoefte aan vitamine B1 stijgt en het gebrek aan deze vitamine benadeelt de werking van de hartspier. Alcohol doet de bloedvetspiegel stijgen. Het staat vast dat alcohol een aantal vitaminen van het B-complex vernietigt en de resorptie van de mineralen belet, o.a. door een tekort aan vitaminen. Zo belemmert alcohol de calciumabsorptie door het vermogen van de lever om vitamine D te activeren, af te remmen. Vitamine D is belangrijk in de calciumstofwisseling. Hoe meer alcohol je drinkt, des te meer je je lichaam tegenwerkt bij het opbouwen en in stand houden van een gezond beendergestel.
Men was lange tijd van mening dat het gebruik van whisky de aders deed uitzetten, zodat het als een goed middel tegen aderverkalking werd beschouwd. Helaas heeft men moeten vaststellen dat dit kleine neveneffect, nl. de prikkeling van de vaatwanden, niet opweegt tegen de grote nadelen van deze populaire drank.

“Maar wijn is toch ook een puur natuurproduct?” is een vaak gehoorde opmerking. Laten we dat maar vergeten. De natuurlijke suikers zijn omgezet in alcohol. Suikers geven energie. Alcohol daarentegen verzwakt alleen maar en ondermijnt het zenuwstelsel. De keuze is dan ook snel gemaakt: als je bereid bent om een aardig bedrag uit te geven aan een dure fles wijn... kan je dit geld veel beter besteden aan gezonde voeding. Dat is tenminste een verantwoorde keuze. Vergeet niet dat nú investeren in echte voeding betekent dat je straks minder geld moet uitgeven voor medische zorgen.

Helpt wijn bij het eten om het voedsel te verteren? Wie zo’n gekheid heeft verzonnen, zit ongetwijfeld in het bestuur van de grote wijnmakers. Het lichaam heeft evenmin hulp nodig om het voedsel te verteren als het hulp nodig heeft om met de ogen te knipperen of adem te halen. Het zijn autonome reacties.
De spijsvertering vindt plaats als het voedsel in de maag is. De wijn vertraagt eerder de vertering van het voedsel. Net zoals je motorische reacties vertragen als je onder invloed bent van alcohol, zo wordt ook de vertering vertraagd. Wijn is gegist, waardoor al het voedsel dat ermee in contact komt, bederft.
Meng geen alcohol in je bereidingen, gebruik liever zachte kruiden. Ook het drinken van biologische wijn is alcohol gebruiken. Eet liever de echte, natuurlijke druiven in het seizoen.
Wijn wordt gemaakt van gegiste druiven, een onnatuurlijk proces door menselijk ingrijpen. Wijn is het voortbrengsel van gedegenereerde druiven. Eenzelfde gistingsproces kan ook in ons lichaam plaatsvinden en iedereen weet dat ook dit gistingsproces ongewenst is.

Uit de bovenstaande opsomming kunnen we alleen maar concluderen dat zuiver water de optimale drank voor ons lichaam is. Maar zuiver water vinden is niet zo vanzelfsprekend als men denkt. Vandaar dat we hier dieper willen ingaan op water, de functies ervan, de benodigde hoeveelheden, enz...

Waarvoor hebben we water nodig?

Het menselijk lichaam bestaat voor ongeveer 65% uit water. In feite is de aanwezigheid van de lichaamsvloeistoffen verantwoordelijk voor bijna ieder proces dat zich binnen het menselijk lichaam afspeelt. Denk daarbij b.v. aan de spijsvertering, de opname van de voedingsstoffen, de bloedsomloop, de lichaamsreiniging, enz.
Water speelt een primaire rol in het transport van de voedingsstoffen doorheen het lichaam. Zonder water kan geen enkele van de opbouwende functies binnen het organisme ongestoord plaatsvinden.

Water helpt om een normale lichaamstemperatuur te behouden en leent zich ertoe om toxisch afval naar buiten te voeren. Daarom moet je dagelijks het water dat je verliest aanvullen met nieuw, zuiver water.
Het dagelijks verlies van water door zweten, verdamping en door eliminatie via urine en stoelgang moet weer goedgemaakt worden, zodat het waterpeil binnen je lichaam en in je cellen perfect in evenwicht blijft.

Hoeveel water heb je nodig?
Hoeveel water je dagelijks dient te gebruiken, kan niet in één woord gezegd worden. Dit is afhankelijk van hoeveel je eet, wat je eet, en van de hoeveelheid toxisch materiaal die aanwezig is in je voeding.
Wie b.v. erg veel zout gebruikt, zal automatisch een grotere drankbehoefte creëren. Wie erg veel geconcentreerde voeding eet, zal geneigd zijn deze droge prop door te spoelen. Wie daarentegen vooral fruit en groenten eet en daar dagelijks een flinke portie van gebruikt, en slechts weinig droge voeding neemt, zal weinig of geen behoefte hebben aan extra vloeistof, omdat fruit en groenten op zich al heel wat water bevatten.
Zoals je ziet, kunnen deze voedingsverschillen zorgen voor een totaal andere aanpak van het vochtvraagstuk. Je kan dus niet zomaar stellen dat je één, vijf of tien grote glazen water per dag moet drinken. Laat je dorst hierover beslissen.
In de voorbije jaren heb ik maar al te veel mensen ontmoet die - tegen hun gevoel in - een aantal liter water dronken omdat hun verteld werd dat men veel moet drinken. Men moet leren naar z'n lichaam te luisteren. Afhankelijk van hoe en wat men eet, zal extra vloeistof al dan niet nodig zijn.
Wie dagelijks twee kilo fruit en groenten eet, heeft via deze weg minstens anderhalve liter van het zuiverste water ingenomen. Het drinken van extra water kan in dit geval beperkt blijven tot enkele glazen per dag.
Wie zoute, sterk gekruide, pikante of toxisch zwaar belaste voeding (en dranken) gebruikt, zal misschien drie of meer liter water moeten gebruiken.
Ook het gebruik van medicijnen speelt een grote rol. Hoe meer medicijnen men gebruikt, des te meer vocht het lichaam nodig heeft. Het komt aan op het behoud van het evenwicht en dat is voor iedereen anders.
Ook de weersomstandigheden spelen een rol. Als het erg warm is, is de transpiratie en de uitdroging een stuk groter dan wanneer het koud is. Dan zijn er ook nog de verschillen in lichaamsactiviteit: de ene mens is heel passief, de ander is actief en is voortdurend in beweging. Al deze factoren bepalen de hoeveelheid water die nodig is om je goed te voelen en goed te functioneren. Als men vast b.v. zal men iedere dag voldoende moeten drinken, daar geen vocht wordt aangevoerd via het voedsel.

Welk water is goed voor je?
Op het eerste gezicht lijkt het heel eenvoudig om water te gebruiken of aan te kopen voor onze persoonlijke behoefte. In de praktijk lijkt het soms op een doolhof door de ontelbare soorten, namen, samenstellingen en types. Het is begrijpelijk dat de meeste mensen geen idee hebben of een bepaalde soort water voor hen geschikt is, ongeacht of dit gekocht wordt in een fles, of van het kraantje getapt. Er zijn veel soorten water: tafelwater, bronwater, mineraalwater, leidingwater enz. In veel gevallen is het mineraalgehalte van belang, soms de behandeling die het heeft ondergaan. Bij minerale waters is een minimum gehalte van 500 deeltjes per miljoen opgeloste vloeistoffen nodig (Duitse norm). Bij behandeld water is er sprake van gezuiverd, geïoniseerd, gefluorideerd, gechloreerd of, in volledig contrast hiermee, gedistilleerd water.
Omdat er nauwelijks te rekenen valt op een uniform label of benaming, willen we onze lezers informeren over water, het belang ervan en welk water het lichaam kan helpen of schaden.

Reclamemakers pakken graag uit met de gezondheidsbevorderende werking van water. Water is echter niets méér en niets minder dan een oplosvloeistof die zo zuiver mogelijk moet zijn. De "medicinale" waters met veel opgeloste mineralen die het water verontreinigen, horen thuis in het apotheekkastje van medicijnenslikkers. Mineraalwaters zijn absoluut niet in staat om onze vitaliteit, levenskracht of energie op te vijzelen.

Als je besloten hebt om gezond te blijven, moet je zelf een keuze maken. Je moet leren naar je te lichaam luisteren en je behoeften zelf leren kennen. In functie daarvan zal je voor het zuiverste water kiezen, omdat je beseft dat alleen zuiver water je lichaam zuiver houdt.

Enkel puur water kunnen we als natuurlijke drank definiëren. Geen enkele andere vloeistof behalve water kan aanspraak maken op de naam "dorstlesser". In onze taal bestaat daar nogal wat verwarring over. Maar al te vaak worden ook andere vloeistoffen onder de naam "dranken" geklasseerd. Ofwel gaat het in dit geval om gifstoffen, ofwel om vloeibare voeding.
Dorst betekent vragen naar water, naar zuiver water en niet naar zogenaamde genotsdranken of voeding.
Vruchtensappen, melk e.d. zijn voedingsmiddelen en moeten als zodanig worden gebruikt en gecombineerd.
Het lichaam bestaat voor het overgrote deel uit water. Vooral in de groeiperiode van de mens is het wateraandeel het grootst. Water is de draagstof van heel het leven, ook de verteringsprocessen verlopen in een waterrijk midden.

Afbraak, opbouw, opname en stofwisseling... van assimilatie tot excretie, alles vereist water. Het is ook de belangrijkste factor voor het regelen van de lichaamstemperatuur, op dezelfde manier als een radiator in een auto.
Enkele van de belangrijkste taken van water binnen het lichaam:

1. Het is een essentieel bestanddeel van alle lichaamsweefsels en -cellen en van alle lichaamsvloeistoffen: bloed, lymfe, kliersecreties, enz.
2. Water houdt de voedingsbestanddelen in een opgeloste toestand en maakt het mogelijk dat voeding en energiestoffen, doorheen het lichaam, naar de verschillende organen worden getransporteerd.
3. Water houdt afval en toxische substanties "in oplossing" en zorgt voor het transport ervan.
4. Water houdt de verschillende slijmvliezen in het hele lichaam zacht en voorkomt beschadiging ervan. Het meest "tastbare" voorbeeld hiervan is een keelontsteking of een verkoudheid. Wanneer door te slapen met open mond de oppervlakte van de slijmvliezen uitgedroogd en geïrriteerd wordt, is genezing ver weg.
5. Water regelt de lichaamstemperatuur op verschillende manieren.
   Iedereen weet dat het lichaam voortdurend een deel van zijn waterreserves verliest via de huid, de nieren, de stoelgang, de ademhaling enz. Dit verlies moet regelmatig aangevuld worden. Het lichaam haalt veel van zijn water uit de voedingsmiddelen zelf en voor het overige wordt het aangevuld door te drinken. Een gedeelte van dit water gaat integraal deel uitmaken van de weefsels en wordt terecht "levend water" genoemd.

Vers regenwater en gedistilleerd water zijn het best. Gedistilleerd water is niet dood, zoals onwetende mensen beweren. Zuiver water van een bergbron is excellent water. Drinkwater zou altijd zo zuiver mogelijk moeten zijn. Harde waters, minerale waters enz. bevatten behoorlijke hoeveelheden minerale materie en zijn dan ook schadelijk. Ze kunnen zelfs heel schadelijk zijn, afhankelijk van de hoeveelheid mineralen die ze bevatten.
Dat water "genezend" zou zijn, is een fabeltje. Als ons lichaam zou kunnen spreken en als we de fijngevoeligheid hadden om naar onszelf te luisteren zouden we weten dat minerale waters reeds duizenden mensen onherroepelijk hebben beschadigd.
Eén van de grote dogma's van de zgn. "wetenschap" is dat mensen op een dag veel water moeten drinken. Mensen krijgen het advies om op z'n minst een bepaald aantal liter water te drinken ongeacht de kwaliteit of de kwantiteit van hun voeding, de aard van hun omgeving (klimaat, seizoen, bezigheid...) en zonder rekening te houden met de instinctieve vraag van het lichaam zelf. Zelfs als zij niet dorstig zijn wordt hun geadviseerd om toch water te drinken. Zo cultiveren zij gewoonten - tegen het instinct in - om op geregelde tijden een glas water te drinken. Een vaak gehoord advies luidt om minstens zes

grote glazen water per dag te drinken. Veel van dat water wordt gedronken tijdens of na de maaltijden.
Ik geloof niet dat routine-drinken een oplossing is, net zo min als routinevoeding. Men kan niet zomaar als regel vooropstellen dat een mens per dag een bepaald aantal glazen water moet drinken.
Zeer merkwaardig is dat dit drink-maar-veel-advies met name wordt gegeven door mensen die zelf vinden dat je beter niet teveel eet en dat je nooit hoeft te eten als je geen honger hebt... Dit rijmt toch niet met elkaar? Waarom zou men moeten drinken als men geen dorst heeft? Ligt dit meer voor de hand dan eten wanneer men geen honger heeft? Weet ons lichaam soms niet wanneer het water nodig heeft?
Het grote belang van "zuiver water" wordt hiermee niet ondergraven. Maar wat we van water weten leidt er niet toe dat "hoe meer drinken, hoe beter" de norm moet zijn.
De hoeveelheid water die ons lichaam nodig heeft, wordt bepaald door de seizoenen, de activiteiten en door nog andere factoren.
Wie fysieke arbeid verricht onder de zomerzon heeft meer water nodig dan de kantoorbediende die zich rustig, in de schaduw, over zijn papieren buigt. Het is een feit dat we meer water nodig hebben in de zomer dan in de winter. We hebben ook meer water nodig overdag dan 's nachts.
Hoe meer (droog) voedsel iemand verbruikt, des te meer dorst hij krijgt. Het is verbazingwekkend dat iemand die vast nauwelijks dorst heeft. Mensen van wie de voeding overwegend uit verse vruchten en groene groenten bestaat hebben geen of nauwelijks dorst. Zij krijgen water naar binnen in grote hoeveelheden, via de voeding, en in zijn puurste vorm. Deze mensen moeten veel minder water te drinken dan mensen van wie de voeding hoofdzakelijk droog en geconcentreerd is.
De behoefte van het lichaam aan water is sterk bepaald door leeftijd, geslacht, activiteiten, seizoen, klimaat, voeding enz. Er is altijd een zekere behoefte aan water, naargelang de omstandigheden, maar het maakt voor het lichaam niets uit onder welke vorm dit wordt aangeleverd. Het lichaam voelt zich perfect bevredigd met de sappen van vruchten en groenten, of het water in melk. Een baby heeft genoeg aan zijn (moeder)melk-voeding en volwassenen die zich voeden met een overvloed aan sappige vruchten hebben geen behoefte aan bijkomend water.
Het aandeel van vaste stoffen in melk is zeer gering. Melk bestaat vooral uit water. Het aandeel van het water in de melk is beslist veel hoger dan het aandeel van water in het kind. Er bestaat dus geen enkele zinnige reden om een baby, behalve zijn melk, ook nog bijkomend water te geven. Indien vruchtensappen (eveneens bijna alleen maar water) aan de baby worden gegeven als vervangende maaltijd naast de melkvoeding, is er niet de minste reden om het

kind aan te sporen nóg meer te drinken. Kinderen behoeven gedurende hun eerste levensjaar geen extra water behalve wat in melk en/of vruchtensap wordt aangeboden. Deze kinderen zullen niet minder gezond en ook niet kleiner zijn dan kinderen die meer water krijgen.
Hoe zit het dan met volwassenen? De meeste groene groenten en vruchten die ze eten bevatten veel meer water dan het volwassen lichaam. Indien de voeding een overvloed aan deze voedingsmiddelen bevat zal er slechts weinig of geen extra water nodig zijn.
De Engelse Dr. Lamb verdedigde de stelling dat de mens van nature geen drinkend wezen is.
Dr. Alcott en zijn collega's van de vegetarische school hebben aangetoond dat wie zich houdt aan een puur plantaardige voeding en een groot gedeelte van zijn voeding haalt uit fruit en groente, gezond, sterk en welgevoed is zonder water te drinken.

Energie-vergroter: zuiver water

Heb je ooit de buis gezien waar doorheen het leidingwater of mineraal- of "puur zuiver bronwater" loopt in een waterdistilleertoestel? Na een paar weken distilleren vult deze buis met een diameter van 5 cm zich compleet met onzuiverheden die zich daar vastzetten.
Deze onzuiverheden worden meestal omschreven als "***chemisch cocktail***". Een benaming die aangeeft dat dit water niet veel met ***drinkwater*** te maken heeft!
Er zijn heel wat boeken geschreven over hoe toxisch en gevaarlijk dat drinkwater in feite is.
De mineralen in water zijn anorganisch en niet assimileerbaar door het lichaam, en daarom toxisch. We krijgen daarentegen ruim voldoende heilzame mineralen via een natuurlijke weg, want aangevoerd door ons voedsel, zodat er geen enkele noodzaak is om elders te gaan zoeken naar mineralensupplementen. Dus ook niet in drinkwater!
Omdat water een veel gebruikte voedingsstof is door het lichaam, is de kwaliteit ervan van groot belang. Water is in het lichaaam het grote transportmedium voor voedingsstoffen en andere stoffen. Water is het medium dat alle weefsellagen zacht en doordringbaar houdt. Water houdt alle minerale electrolyten in oplossing. Water is het medium voor alle cellulaire reproductie. Alle biochemische, neurofysiologische en ook musculaire en skeleteuse processen in het lichaam gebeuren door dit watermedium.
Omdat water zo belangrijk is voor een goed functioneren van alle lichaamsfuncties, moeten we ervoor zorgen dat ons lichaam het beste water krijgt: puur, zuiver water!
Enkele belangrijke tips:

1. ***Schakel over naar een gezonde voeding: deze is waterrijk.***
   Fruit bestaat gemiddeld voor 75 à 95% uit puur, zuiver water, terwijl dit voor de groenten 60 à 90% is. Met een dergelijke voeding hoef je niet bang te zijn dat je dorst zult lijden.
2. ***Drink uitsluitend gefilterd, gedistilleerd water als je dorst hebt*** (of drink versgeperste sappen) Mocht je, als je intens oefent of in een warm klimaat verblijft, dorst hebben terwijl je 100% rauw eet (dus veel water bevattend) drink dan uitsluitend gedistilleerd water!

Wie bepaalt hoeveel zuiver water je nodig hebt? Niemand, dat doet je lichaam wel voor je. Luister dan ook naar je lichaam. Eet sappig fruit en vul naar behoefte je vloeistoffen aan met het zuiverste water.

3.

Gezond eten... wat je moet weten

Nog iets wat niemand in je plaats kan doen: eten. Toch is eten een heel belangrijke zaak als het erom gaat om gezond te worden of te blijven. Een bezoek aan de dokter, een middeltje, een therapie... dat alles verandert niets aan de voedingstoestand van je lichaam, terwijl het toch zo belangrijk is. Laat je door niets afleiden, let op wat belangrijk is, op wàt je eet, hoeveel je eet, wanneer en hoe vaak, wat je met elkaar combineert. Dit zijn de dingen waar het om gaat en die door elke GezondheidsZoeker in gedachten moeten worden gehouden en goed uitgezocht.
Elk levend wezen heeft zijn eigen voeding, die voor de instandhouding van zijn leven vereist is, en daarvoor geschikt is. De grondlegger van de Natuurlijke Hygiëne, Dr. Graham, schreef hierover: "Hoe eenvoudiger en natuurlijker een voedingsmiddel is dat men eet, des te meer het tegemoetkomt aan de menselijke behoeften en ontwikkeling, zowel fysiek, intellectueel als moreel. Een natuurlijke voeding is deze: die niet is samengesteld of moeilijk gemaakt door ingewikkelde kooktechnieken, culinaire hoogstandjes en niet versterkt moet worden met sauzen, smaakmiddelen en specerijen."

Wat moet men eten?

- de voeding moet natuurlijk zijn
- de voeding moet specifiek zijn voor de menselijke soort
- de voeding moet "levend" zijn.

Om deze voeding te vinden, worden we geholpen door ons instinct.
Om de juiste keuze te maken kiest ons instinct voeding die:
- er lekker uitziet
- lekker ruikt
- lekker smaakt.

De ideale voeding is voeding zoals de natuur die produceert:
- rauw (niet gekookt)
- zuiver en ongemengd zodat elke smaak afzonderlijk kan geproefd worden

Waartoe dient het appeltje voor de dorst,
als men niets van die dorst behoudt voor de appel?

Voeding... zo natuurlijk mogelijk!

Negatieve geruchten over het gebruik van rauwkost zijn er alleen uit de hoek van de Anti-Natuurbond. Die lieden maken het wel erg bont. Ze hebben een geringe kennis van het leven en genieten niet van al het goede dat door de natuur zo liefdevol tot groei is gebracht.

De logica die in heel het leven is vervat, hebben ze niet begrepen en willen ze ook niet onder ogen zien. Overdreven gebruik van kookgerei, waarbij rauwkost verdrongen wordt door gekookt voedsel, zoals in veel experimenten, levert enkel nadelen op. Toepassing van hitte, van koken dus, vernietigt niet alleen de voor hitte gevoelige vitaminen, maar vooral de enzymen en de aromastoffen in de voedingsmiddelen zelf.

Prof. Kollath heeft op dit gebied uitgebreid onderzoek gedaan. Hij ontdekte dat door koken uitgerekend die stoffen worden aangetast die het lichaam nodig heeft om gezond te blijven. Hij noemt enzymen "biologische katalysatoren".

De enzymen in het plantaardige, niet dood gekookte, maar verse voedsel, blijven in de darm behouden en hebben een eigen taak in het spijsverteringsproces. Zo zijn er bijvoorbeeld oxidatiefermenten die de zuurstof in de lucht die samen met het eten wordt ingeslikt, kunnen binden en voorkomen dat zich in de darm al te veel niet gebonden zuurstof bevindt. Al het zuurstof dat de darm passeert, kennen we onder de vorm van gebonden zuurstof, via de voeding.

Natuurlijke voedingsmiddelen bevatten heel veel zuurstof

Het beste voorbeeld hiervan is bladgroen, maar ook andere groenten en vruchten zijn rijke voedingsbronnen die zuiver, ontluikend zuurstof bevatten in gebonden vorm. Daarnaast zijn alle enzymen zuurstofverbindingen. In de darm bevinden zich twee soorten bacteriën, nl. zuurstofminnende (aërobe) en zuurstofvrezende (anaërobe) bacteriën. Normaal gesproken hebben beide groepen een specifieke taak en leidt de gezondheid van het darmmilieu tot een evenwicht tussen beide groepen. Er bestaat een bepaalde verhouding tussen beide groepen bacteriën, die zorgt voor evenwicht en gezondheid.

In een gezonde darm zijn de darmbacteriën in staat de stofwisseling af te werken door beperkt gebruik te maken van zuurstof. Dit stofwisselingsproces kost slechts zo'n 3 à 6% van de hoeveelheid energie (calorieën) voor hun eigen stofwisseling als onder de inwerking van niet-gebonden zuurstof.

Na grondig onderzoek te hebben verricht kwam prof. Kollath tot de conclusie dat bij een voeding die voor het grootste deel uit vlees bestaat, de galkleurstoffen onder invloed van de vrije zuurstof die zich nog in het laatste deel van de darm bevindt, tot de bekende donkerbruine kleur van de ontlasting worden geoxideerd. In veel gevallen verloopt de darmtransit trager, waardoor de donkere ontlasting wellicht ook te wijten is aan het langdurig

verblijf van de restanten in de darm, waardoor rotting met donkere verkleuring voorkomt.
Wanneer men veel verse, rauwe producten eet heeft de ontlasting een meer gele kleur, vooral bij het eten van veel vruchten. Wanneer men zeer veel bladgroente eet, of andere groene voedingsmiddelen, kan de ontlasting ook groen tot groenbruin zijn. Een voedingssysteem dat veel plantaardige, rauwe bestanddelen bevat, kan in ieder geval gezien worden als een darmsparend en minder belastend dieet.
Bij een dieet van vooral gebraden vlees en gekookt voedsel, hetgeen leidt tot een zuurstofarm milieu in de darm, kan men alleen maar stellen dat de mens eerst de darmbacteriën van voedsel voorziet voor hij zelf aan de beurt komt. Immers, deze bacteriën verbruiken ongeveer 25 keer zoveel energie wanneer er geen of ongebonden zuurstof aanwezig is. De voeding zelf bevat geen activeerbaar zuurstof meer.
Uit talloze onderzoeken, met name die van prof. Baumgärtel en prof. Nissle, is gebleken dat de mens bij de gebruikelijke voeding een abnormale darmflora blijkt te hebben. Je kan daaruit alleen maar concluderen dat er iets aan die voeding moet schelen. Vandaar dat in de geneeskunde al lang een therapie met levende, normale darmbacteriën wordt toegepast omdat gebleken is dat dit een positieve invloed heeft op reuma, eczeem en bloedarmoede en ook bij kanker een positief effect heeft. Het spreekt vanzelf dat de voeding die in de darm komt en reageert op de bacteriën daarbij een grote rol speelt. Merkwaardig is ook dat de meeste van deze heilzame (gewenste) bacteriën zelf zuurstof produceren.
Ziekte is altijd het gevolg van een massale expansie van zuurstofvrezende bacteriën. In een zuurstofrijk midden hebben ziektekiemen maar weinig kansen. Daarom is het gebruik van RAUWKOST altijd aan te bevelen.
Aangezien een gestoorde darmstofwisseling de darm tot een bron van gifstoffen maakt (in de geneeskunde heeft men het vaak over de darm als infectiehaard) is het belang van een goede voeding vanzelfsprekend.
We weten zelfs dat een gezonde voeding geen enkel effect heeft zolang de functie van de darm niet normaal verloopt. Daarom is het in sommige gevallen noodzakelijk om, alvorens ander voedsel te gaan gebruiken, eerst aan darmsanering te doen. We verwijzen hierbij naar darmirrigatie, darmspoelingen, symbiontenkuren, vasten, enz.
Omdat de omstandigheden in de darm niet ideaal zijn, kan het inderdaad voorkomen dat men gedurende een lange periode af te rekenen heeft met spijsverteringsstoornissen, hoofdpijn e.d. Door vasten en sappenkuren kan men deze periode inkorten en zodoende spoediger aan een nieuw hoofdstuk van het leven beginnen, nl. dat van gezondheid en vitaliteit.

Enzymen - vitale stoffen

Zonder de hulp van enzymen is geen enkel levensproces denkbaar. Enzymen versnellen of beïnvloeden de biochemische processen in een bepaalde richting. Zo zijn er honderden soorten enzymen werkzaam in het menselijk lichaam, die iets te maken hebben met de opbouw van huid-, spier-, beender- of orgaanweefsel. Andere hebben iets te maken met bepaalde hersenfuncties terwijl weer andere nodig zijn voor de stofwisseling.
Al ruim honderd jaar wordt er onderzoek gedaan op het gebied van vitamines en mineralen. En steeds meer ziet men in dat men het belang van de enzymen te lang heeft onderschat.
Enzymen zijn delicate stoffen, die slechts werkzaam zijn onder bepaalde voorwaarden. Bij lichaamstemperatuur werken enzymen optimaal, maar vanaf 40° vermindert hun werking, terwijl vanaf 70°C bijna geen werking meer mogelijk is. Dit houdt dus in dat de enzymen tijdens het kookproces geheel vernietigd worden. Dit belet een goed functioneren van de stofwisseling, het chemisch functioneren van het organisme, de werking van organen, verhindert de ontgifting, enz.
Enzymen zijn eiwitfracties. Zij bestaan met name uit rauw (planten)eiwit. Een deel van de enzymen wordt via de voeding aangeleverd en zorgt voor het op gang brengen van de ingewikkelde chemische processen binnen het lichaam, waarvan onze gezondheid afhankelijk is. Het gebruik van rauwkost (d.i. voeding die niet boven 50°C is verhit) beantwoordt aan de biologische en chemische behoeften van het lichaam. Voedingsstoffen, inclusief de enzymen worden aangeleverd in een biologisch ideale conditie.
Voor een voldoende aanlevering van enzymen zou minstens 50% van de dagelijkse voeding uit rauw materiaal moeten bestaan. Hoe meer rauwkost men eet, hoe minder snel de natuurlijke verteringscapaciteit uitgeput raakt.
Hoe meer gekookte, maar vooral hoe meer gebakken voeding (= verhit vet) men gebruikt, hoe meer de normale spijsvertering tot op de grenzen van zijn kunnen zal worden uitgebuit.
De opvatting als zouden veel mensen die hun hele leven gekookte voeding hebben gegeten, tòch nog een behoorlijke conditie hebben, is terecht. Behalve de enzymen, aangevoerd van buiten af, maakt het organisme zelf ook enzymen aan. Deze eigen productie is echter niet onbeperkt. Bovendien is het zo dat sommige mensen geen dag gezond kunnen zijn met deze voeding, en anderen misschien 20, 30 of zelfs 50 jaar. Maar al deze mensen zouden veel sterker en vitaler zijn met rauwkost!
Al diegenen wier bufferend vermogen zo goed als onbestaand is, zijn gedoemd om met nepvoeding een leven lang te lijden aan zenuwpijnen, hoofdpijn, gevoelens van misselijkheid, eetstoornissen en diverse andere lichamelijke klachten...

Voeding geneest

Iedereen kent het spreekwoord: "Laat je voeding je geneesmiddel zijn, en je geneesmiddel je voeding".

Hebben we al eens goed nagedacht over wat dit betekent? Hoe kan voeding iemand genezen van een verslijmingsziekte, van huidaandoeningen of reuma? Hoe zou voeding voldoende geneeskrachtig kunnen zijn om iemand die lijdt aan chronische vermoeidheid opnieuw gezond en vitaal te maken? Kunnen we misschien iets méér eten dat in het bijzonder goed is tegen één van deze klachten, of moeten we daarentegen iets minder eten om ons lichaam de kans te geven zijn evenwicht te herstellen?

Aangezien voeding in staat is om ons lichaam te onderhouden, gebeurt dit onderhoud goed of minder goed.

Celvernieuwing is een voortdurend proces. Naarmate het vernieuwingsmateriaal goed is of slecht, resulteert dit in een goede of een minder goede celvernieuwing.

Genezing = celvernieuwing met cellen die kwalitatief beter zijn dan deze die worden vervangen. Enkel als de voeding bestaat uit vitale cellen waarvan de kwaliteit zeer hoog ligt, kan een genezingstendens worden verwacht.

Deze genezing heeft te maken met:

- de ondersteuning van de lichaamsreiniging
- de ondersteuning van de lichaamsbehoefte
- de bescherming van de vitale functies met beschermende stoffen
- het op peil houden van de minerale reserves
- het behoud van het evenwicht tussen zuren en basen
- het leveren van energie in de vorm van natuurlijke suikers
- het beperken van de druk op de bufferende vermogens van het lichaam.

Voeding geneest. Fruit en groenten hebben op elk van bovengenoemde punten iets te bieden.

Ter illustratie: *de rol van groene groenten valt niet te onderschatten, en niet alleen omwille van de kleur.*

Omtrent de genezende kracht van voedsel bestaan er drie theorieën:

1. over de ziektebestrijdende rol van de anti-oxidanten in de voeding,
2. over de onderschatte invloeden van vetstoffen,
3. over de rol van de voeding als achtergrond bij allergieën.

De rol van de anti-oxidanten heeft onlangs in brede medische kringen veel aandacht gekregen. Vastgesteld werd immers dat veel gezondheidsproblemen samenhangen met wat Jean Carper omschrijft als "de perversiteit van zuurstof". Het heeft te maken met het verschil tussen gebonden en ongebonden zuurstof. Hiermee zijn we midden in een belangrijk voedingsvraagstuk beland: rauw of gekookt? Onze cellen worden inderdaad voortdurend belegerd door toxische verbindingen van zuurstof die molecule voor molecule het lichaam vernietigen. Aanvallen door uitbarstingen van zuurstofreacties helpen de aders dichtslibben, maken cellen cancereus of brengen de goede werking van het zenuwstelsel in gevaar. Onlangs hebben wetenschappers die zuurstofreacties in verband gebracht met ten minste zestig verschillende chronische ziektes én met het verouderingsproces zelf. Zuurstof is een basisvoorwaarde voor het leven maar wij krijgen door verkeerde voeding verkeerde zuurstofmoleculen in ons lichaam. Voor de meesten onder ons is dit een verwarrende materie. Zuurstof wordt in verband gebracht met oxidatie en dat wordt geassocieerd met "roesten".

Een Duitse onderzoeker stelt dat hoe ouder we worden, we des te meer oxideren. Waarbij de vraag zich stelt waarom dat bij de ene mens sneller gebeurt dan bij de andere. Het antwoord luidt dat de voeding daarbij een cruciale rol speelt omdat anti-oxidanten, die hoofzakelijk langs de voeding in het lichaam worden gebracht, de actie van de oxidanten neutraliseren. De meest bekende en meest bestudeerde oxidanten zijn de zogenaamde vrije radicalen, die één van hun elektronen hebben kwijtgespeeld en daardoor chemisch labiel zijn geworden. Op zoek naar stabiliteit proberen ze elders een elektron op te halen, verwoesten daarbij gezonde cellen en creëren meer vrije radicalen, zodat er een kettingreactie ontstaat. Vrije radicalen vallen zelf het DNA, het genetische materiaal van de cel, aan, zodat mutaties ontstaan, een eerste stap naar kanker en ze tasten ook het celmembraam aan.

Die oxidanten zijn niets anders dan het afvalproduct van het stofwisselingsproces, maar komen ook uit onze omgeving, met haar toxische industriële chemische stoffen, luchtvervuiling, pesticiden en sigarettenrook. Ook via de voeding die doodgekookt, gebakken en gecarboniseerd is, met haar prikkelstoffen en agitatoren wordt veel oxidatieverwekkend materiaal aangevoerd.

Bij gezondheid gaat het om evenwicht. Wanneer de stroom van schadetoebrengende stoffen groter is dan de stroom van herstellend materiaal, gaan we achteruit en verouderen.

Een conclusie van dit onderzoek luidt dat men zich als het ware uit de problemen kan eten, door voedsel dat anti-oxidanten bevat. En dat zijn vooral fruit en groenten. Onderzoek leert ons dat plantaardige anti-oxidanten een grote groep fyto-chemicaliën betreft, waarvan vele worden beschadigd door het koken.

Het onderzoek omtrent de anti-oxidanten is zo veelbelovend dat William A. Pryor, hoofd van de afdeling biomedisch onderzoek aan de Louisiana State University, heeft opgeroepen om een bloedtest te ontwikkelen waaruit de verhouding anti-oxidanten/oxidanten kan worden afgelezen, net zoals dat nu al

het geval is voor bijvoorbeeld het cholesterolgehalte. Zo'n test zou de schade opmeten die door oxidanten is aangericht en aangeven of de onderzochte persoon voldoende neutraliserende anti-oxidanten eet.
Voorlopig staat wel vast dat donkergroene bladgroenten, wortelen, pompoen, fruit, blauwe druiven, koudgeperste olijfolie en look krachtige anti-oxidanten bevatten. Maar even belangrijk is de conclusie dat verse groenten veel werkzamer zijn dan ingeblikte, dat vers fruit krachtiger is dan commerciële fruitsappen, en dat rauwe groenten het halen van gekookte of gestoomde. Wie ziek is, heeft niet genoeg aan de gereduceerde geneeskracht van verminkte voeding, maar moet een beroep kunnen doen op de optimale herstelkracht van de natuur.

Tijdloze wijsheid van Bircher-Benner

"Met een doelmatige voeding, kan men zelfs in een donker, vochtig, onhygiënisch verblijf gezond zijn, terwijl men in de zonnigste woning, met een goede hygiëne en terwijl men aan sport doet zijn gezondheid kan ondermijnen en verliezen als de voeding niet deugt."

"De grootste en zegenrijkste resultaten voor onze gezondheid mogen we verwachten van een verandering in onze dagelijkse eetgewoonten en niet van voorbijgaande 'heldendaden' op het gebied van voeding."

Gezond eten? Het belangrijkste op de eerste plaats zetten!

Gezond eten moet men zien als een geheel van gezondheidsscheppende voedingspraktijken. Na deze inleiding waarin rauwkost als dé norm voor gezonde voeding werd genoemd, moeten wij nog andere punten behandelen, die essentieel zijn voor de voeding.
Men vraagt mij soms welke adviezen ik geef, welke gewoonte naar mijn mening als eerste moet worden veranderd.
Zonder afbreuk te willen doen aan het belang van natuurlijke - gegroeide - voeding, zou ik een soort prioriteitenlijstje willen opstellen, waardoor iedereen zijn eigen strategie kan ontwikkelen om van zijn slechte gewoonten af te komen.
In het hoofdstuk over water en dranken zijn reeds enkele van die prioriteiten behandeld, met name: het afzien van schadelijke dranken. Er kan nog meer worden opgegeven: schadelijke prikkelmiddelen waaronder suiker en extreme hoeveelheden van geconcentreerde producten.

Zo zoet als suiker... lege calorieën

Als je gezond wilt zijn, dan kies je uiteraard voor energie, voor vitaliteit... Maar niet zomaar. Je bent niet tevreden met een kortstondige energie, waar-

op al spoedig een inzinking volgt. Je wilt niets weten van producten en voedingsmiddelen die je tijdelijk stimuleren, maar in feite roofbouw plegen op je gezondheid...
Het is zo dat je op het gebied van voeding slecht ingelicht bent. Veel gewoontemiddelen hebben een sterke psychologische invloed en zijn diep in de mens ingebakken. Jij bent de enige die er iets aan kan doen om te weerstaan aan hun aantrekkingskracht. Jij alleen bent in staat om neen te zeggen tegen valse verleiders. Niemand kan het doen in jouw plaats.
Verleider nummer één is suiker. Parelwit of bijgekleurd, verpakt in alle mogelijke vormen, onzichtbaar maar altijd aanwezig in duizenden voedingsproducten...
De prijs die we betalen voor het eten van geïsoleerde suiker is niet in geld of tabellen uit te drukken. Deze suiker is buitengewoon arm aan mineralen en vooral aan vitamines van het B-complex die noodzakelijk zijn voor de suikerstofwisseling. Verder is er de hoge concentratie van één enkele stof, waardoor overconsumptie en misbruik in de hand worden gewerkt.
Bij gebrek aan vitale stoffen, moeten deze onttrokken worden aan lever, zenuwen, spieren, nieren, maag, hart, huid, ogen, bloed... Zelfs wanneer er verder vitaminerijke voeding wordt gebruikt, worden er vaak meer vitamines "gestolen" dan aangevoerd.
Dat het ganse suikerprobleem zich afwentelt op het zenuwstelsel, kan niemand verbazen. Het zenuwstelsel reageert als eerste op de afwezigheid van deze voor haar gezondheid noodzakelijke substanties.
Niemand zal ooit een antwoord kunnen geven op de vraag hoeveel vitamines en mineralen dan wel nodig zijn om een bepaalde hoeveelheid suiker op te vangen. Bovendien zou dat aanleiding geven tot een kunstmatig aanvullen van voedingsstoffen, wat ook al geen oplossing is.
In feite heeft ieder natuurlijk voedingsmiddel precies die concentratie aan voedingsstoffen in zich die nodig is om de vertering mogelijk te maken, op voorwaarde dat dit voedingsmiddel gegeten wordt in zijn natuurlijke volledigheid.

Suiker en de calcuim-fosforbalans

Onderzoek gedaan door een Amerikaanse tandarts bewijst de relatie tussen zoet en een goede gezondheid.
In zijn boek "Degeneration and Regeneration" zegt Dr. Melvin Page: "Tot nu toe hadden wij geen enkele mogelijkheid om het vermogen van onze biochemie te testen op haar weerstand tegen ziekte. Een maatstaf is inmiddels gevonden." Hierna toont hij het belang van mineralen in de voeding aan en hij onderstreept: "Zeer veel onderzoek heeft me geleid tot de ontdekking dat het geheim niet ligt in de hoeveelheid mineralen, maar in hun verhouding tot el-

kaar.
Het hieropvolgende belangrijke element is de relatie van calcium tot fosfor in de bloedstroom in een proportie van twee en een half tot één. "Op basis van 20.000 testen gedaan tijdens de voorbije 20 jaar, kunnen we vaststellen dat in klinische gevallen bij volwassenen het kritische punt is bereikt dat calcium 8.75 milligram aangeeft en fosfor 3.5 milligram per 100 cc bloed. Beneden deze waarden voor calcium en fosfor, zien we een terugtrekking van mineralen uit de tanden en been; boven deze waarden is er een veilige reserve."

Er is zeker een reden om te spreken over suiker als oorzaak van tandverval. Dit gebeurt niet in directe zin, maar indirect is suiker het wel. Dr. Page relateert de case studies van verschillende patiënten waarvan hij de bloedchemie heeft bestudeerd. In de meeste gevallen kon hij geen reden vinden voor veranderingen in een perfecte bloedchemie, tot zij hem vertelden dat zij sinds kort hun toevlucht namen tot zoet. Hij testte het bloed van patiënten waarna hij hun iets zoet te eten gaf. Bij de volgende testen kon hij vaststellen dat binnen twee en een half uur er een verschil van 9 punten was in de gebruikelijke calcium-fosforbalans in hun bloed.

Artritis, kanker & suiker

Pyorrhea, een tandvleesaandoening met ontstekingen, is eigenlijk een vorm van artritis, alhoewel het er niet toe gerekend wordt omwille van de lokalisatie in het lichaam. In onze moderne research houdt men er rekening mee dat tandwortelontstekingen een relatie kunnen hebben met andere vormen van artritis elders in het lichaam. De ontsteking op de tandwortel kan gezien worden als een haardontsteking die werkt als een stoorveld dat zowel via de reflexologie als via de ontsteking zelf werkt. In dit verband kan opgemerkt worden dat een slecht verzorgde keelontsteking in de jeugdjaren later kan leiden tot artritis.
"In een reeks van enkele honderden artritis-patiënten, zien we dat zij nagenoeg allen grote hoeveelheden suiker gebruikten. Suiker verstoort de calcium-fosforbalans meer dan enige andere factor. Er is een verhoging van het calcium en een verlaging van fosfor. Zodra het suikereffect is uitgewerkt zien we een omgekeerde tendens, nl een verlaging van calcium en een verhoging van fosfor in een poging het evenwicht terug te vinden."
"Suiker is een drug en kan bij tijden gebruikt worden om het calciumniveau tijdelijk te verhogen en het fosforniveau te verlagen. Maar het effect verdwijnt als men daar niet mee doorgaat."
Dr. Page stelt volgende regels voorop:
- Onze voeding mag geen schadelijke zaken bevatten.
- Onze voeding moet die dingen bevatten die ons lichaam nodig heeft.

Indien deze twee regels vervuld zijn, kan gezondheid nagestreefd en bereikt worden. Een adequate voeding impliceert een evenwicht tussen calcium en fosfor en een goede gezondheid. Geraffineerde suiker is niet nodig. Geraffineerde suiker is zelfs schadelijk. Iedereen die deze suiker eet, overtreedt de twee eerder genoemde regels van Dr. Page en vormt zodoende een risico voor zijn eigen gezondheid.
Wat is het resultaat als we stoppen met suiker eten? Zullen we energie verliezen? Zullen we ons vermoeid en uitgeput voelen? Zal ons voedsel smakeloos zijn? Soms gebeurt het dat we kleine aanpassingsverschijnselen hebben gedurende enkele dagen. We moeten weer leren hoe de ingebouwde reserves te gebruiken. En het is verrassend hoe snel deze aanpassing verloopt. Al na enkele dagen voelen we ons beter dan voorheen. Spoedig herwint ons smaakorgaan zijn fijngevoeligheid om de natuurlijke smaken uit het voedsel op te vangen.
Dr. Otto Meyerhof, de Nobelprijswinnaar voor geneeskunde van 1923, constateerde dat de mogelijke groei van kankerweefsel zou kunnen gestopt worden als de biochemici een veilige manier zouden kunnen ontdekken om de honger van het kankerweefsel naar suiker te stoppen. Waarschijnlijk is het belang van het bloedsuikerpeil groter dan we vermoeden. "We kunnen ons niet één geval herinneren waarbij een kankerpatiënt een correcte bloedsuikerspiegel had. Zelfs bij niet-kankerpatiënten kan dit alleen maar -en gemakkelijk-bereikt worden door een suikervrij dieet." Dr. Page beschrijft een geval van huidkanker in het aangezicht, die volledig genas een paar maanden nadat de patiënt bereid was gevonden om zijn dagelijkse dosis van 12 flessen softdrink van een bekend merk op te geven.

Méér feiten over suiker uit de Life Science-cursus van T.C. Fry

- Ieder levend wezen is aangewezen op een smal spectrum van de voedselbronnen van de wereld. De mens maakt hierop geen uitzondering.
- Onze anatomie en fysiologie zijn erop gericht om op een efficiënte manier vruchten te bewerken. Behalve vruchten, hebben we een beperkt vermogen om vetten, eiwitrijke bronnen en zetmeel te verteren. Onder geen enkel beding kunnen wij gezien worden als eiwiteters, zetmeeleters of veteters.
- Gemeten in drooggewicht is een groot deel van onze voeding (ongeveer 2/3) bedoeld als bron van energie (warmte, beweging, werking van de organen, spieren e.d.). Precies daarom is het voor ons van vitaal belang om voedsel te gebruiken dat op een efficiënte manier tegemoet komt aan onze energiebehoeften.

  Zelfs al weten we dat andere voedingsmiddelen kunnen omgezet worden in een zeker warmte-equivalent, en is, gemeten naar het volume, de energiewaarde van veel natuurlijke voedingsmiddelen eerder laag, toch kunnen wij om gezondheidsredenen en met inachtneming van alle veiligheidsnormen onszelf het best voeden met een voornamelijk op vruchten gebaseerde voeding.

- Veel Gezondheidszoekers maken bezwaren tegen een volledig op vruchten gebaseerde voeding en voegen aan hun voeding meestal in beperkte mate eiwitten toe in de vorm van groene bladgroenten, noten of zaden. Velen echter gebruiken te veel geconcentreerde eiwitten uit angst en omdat ze zich niet kunnen bevrijden van de "meer-is-beter"-gedachte.
- Zoete voedingsmiddelen vragen slechts een beperkte verteringstijd. Fruit wordt snel verteerd. Maar zelfs onder de vruchten variëert verteringstijd en de manier waarop er wordt verteerd. Zowel zoet als zuur fruit verteert snel, maar zuren moeten eerst omgezet worden en alcalisch worden alvorens de opname kan gebeuren. Dit kan een korte vertraging geven in de maag. Iedere vertraging van zoet fruit in de maag kan aanleiding geven tot fermentatie. Daarom moet het combineren van voedsel met veel zorg gebeuren. Het lichaam tolereert niet alle combinaties! Zoete vruchten hebben hun eigen verteringseigenschappen.
  Watermeloen is ongetwijfeld het voedingsmiddel dat het snelst verteert. Ook andere meloensoorten gaan snel door de maag. Maar bananen, druiven en appels kunnen drie tot vier maal zo lang in de maag blijven. Als appels, banaan en meloen samen worden gegeten, kan dit tot fermentatie leiden.
- Om een hoge graad van welzijn, gezondheid en vitaliteit te bereiken, moeten mensen terugkeren naar de voeding die aangepast is aan hun biologische vermogens. Deze voeding bestaat uit: verse vruchten, groenten, gekiemde zaden en een aanvulling van noten en zaden.
- Vruchten zijn ons ideale voedsel omdat zij niet alleen een hoge concentratie aan nutriënten bevatten die tegemoet komen aan onze primaire behoefte, nl. koolhydraten, maar ook behoorlijke hoeveelheden mineralen, enzymen, water, vitamines, enz. bevatten.
- Geraffineerde koolhydraatrijke "voedings"producten zijn helemaal geen echte voeding omdat de aanwezigheid van koolhydraten (zetmeel in geval van wit meel, en suiker in het geval van geraffineerde suiker) alleen een product niet tot voeding maakt. Om zich als een voedingsmiddel te kunnen kwalificeren, moet een substantie ook andere stoffen leveren behalve koolhydraten, zoals we zien in de natuur. In de natuur zien we een grote verzameling stoffen die in een welbepaalde verhouding voorkomen. Koolhydraten worden begeleid door mineralen, vitaminen, enzymen en fijnere stoffen. Voedingsfragmenten, zoals we die kennen van geraffineerde voeding, zouden we beter "drugs" noemen in plaats van voeding, omdat ze meer als een pepmiddel reageren. Drugs worden alle volgens eenzelfde methode

vervaardigd: stoffen worden gefragmenteerd en geconcentreerd en ontdaan van hun inhibitoren voor een maximum "effect".

- Door te kiezen voor de juiste voeding gebruikt het lichaam weinig energie voor zijn vertering en het gebruik van vruchtensuikers. Bij de vertering van zetmeel en zetmeelproducten daarentegen gaat veel lichaamsarbeid en -energie verloren aan vertering. Mensen voelen zich veel energieker en "lichter" als ze hun koolhydraten kunnen betrekken uit vruchten in plaats van uit zetmeel.
- Voeding, rijk aan vezels, wordt algemeen beschouwd als gezonder dan vezelarme voeding. Een fruit-groentenvoeding bevat veel natuurlijke vezels en bestaat uit volledige voeding, met een intacte proportie van vitaminen, mineralen enz. Geraffineerde voeding bevat nauwelijks vezels. Het toevoegen van bijkomende vezels kan dit tekort nooit goedmaken. Het gaat niet om de vezels alleen, het gaat om het geheel. Noteer dat de aanwezigheid of afwezigheid van vezels niet de eerste overweging is om voor gezond voedsel of voor een gezonde voedingswijze te kiezen.
- Zetmeelvoeding heeft heel wat nadelen in vergelijking met vruchten, als het gaat om koolhydraten. Zoals: de aanwezigheid van fytinezuur in granen dat zich bindt aan calcium en ijzer. En, niet te vergeten: de meeste van deze zetmeelbronnen kunnen niet rauw gegeten worden. En als men verplicht is iets te koken, dan betekent dit geen winst. Wel integendeel. In tarwe vinden we bovendien ook gluten, een groot bezwaar!
- Ook melk bevat suikers. Lactose kan meestal niet goed meer verteerd worden door volwassenen. Alle intoxicatieproblemen van melk terzijde gelaten, zien we dat tal van verterings- en tolerantieproblemen zich voordoen bij gebruik van melk door kinderen en volwassenen: van lactose-intolerantie tot ademhalingsproblemen en een accumulatie van toxische producten. Het probleem van de *lactose-intolerantie* is wijdverspreid. Tussen 18% tot 100% van de totale wereldbevolking, vertonen symptomen van lactose-intolerantie, in het bijzonder bij het drinken van melk die de natuur had voorbestemd voor kalveren. Veel mensen vertonen symptomen als abdominale pijn, diarree en flatulentie (excessieve vorming van gas in de maag of in de darmen). Veel zogenaamde allergieën, huidziekten, zogenaamde bovenste luchtwegen-problemen, hooikoorts en ontelbaar veel andere ziekten -eigenlijk alle ziekten- zijn veroorzaakt door de toxische substanties aanwezig in melk. Daardoor wordt een weerstand opgebouwd bij de meeste (zoniet alle) mensen die ouder zijn dan drie jaar tegen suiker, lactose (in melk...).
- Mocht u in de verleiding komen om calorieën te tellen, dan zal je vaststellen dat calorieën niets vertellen over het feit of je goed dan wel slecht gevoed bent. Het is best mogelijk dat je met weinig calorieën een hoge vita-

liteit bereikt en dat je onder invloed van opmerkingen uit je omgeving, je calorieëninname verhoogt en daardoor onbewust de weg voorbereidt voor tal van ziekten. Voldoende calorieën innemen gebeurt spontaan en volledig natuurlijk. Dankzij vruchten en groenten gebruik je bijzondere voeding, en dankzij juiste combinaties gebeurt dit op een zeer efficiënte manier!

- Tandbederf, suikerziekte, hypoglycemie, osteoporose en andere ziekten die het gevolg zijn van een verkeerd koolhydratengebruik zien we overal waar gefragmenteerde voeding de hoofdrol speelt in de energiestofwisseling. Dit leidt tot tekorten en stress binnen het organisme.
- Geraffineerde suiker en alle producten waarin deze suiker is verwerkt, evenals alle witmeelproducten, zijn de meest nefaste voorbeelden van gefragmenteerd voedsel dat toxische effecten in het lichaam veroorzaakt. Hun natuurlijke vitamines en mineralen zijn hun ontstolen. Daarom gaan zij op zoek naar andere stoffen die ze nodig hebben voor hun vertering.
  In deze geïsoleerde vorm werken geraffineerde suikers als een drug. Er is een kortstondige energieopwekking, gevolgd door een "roven" van vitamines (B), calcium en andere mineralen die gebruikt worden voor de suikerstofwisseling. Calciumtekorten in het bloed worden gecompenseerd door het onttrekken van calcium aan het botweefsel.

Fruit, de basis van gezonde voeding

Het belang van fruit in de voeding is lang miskend. Ruim een eeuw lang werd fruit beschouwd als voedsel dat een zeker genot gaf, waar weliswaar veel vitamines in zaten, maar met vitamines kom je niet ver... vond men. De statistieken liegen er niet om: het gebruik van fruit als voedingsmiddel is nog steeds zeer beperkt.

Ondanks aanbevelingen van officiële instanties en gezondheidsorganisaties, blijft het gebruik van fruit gering. En dat is geheel onterecht.

Fruit wordt nog steeds te vaak gezien als een toemaatje, iets wat je erbij neemt, als je nog zin hebt. Weinig mensen verwachten van vruchten dat ze in staat zijn om volledig te voorzien in de menselijke behoefte, of dat men er een complete maaltijd kan mee bereiden.

Fruit is het oervoedsel van de mens. Biologisch is de mens volledig afgestemd op het eten van dit unieke voedingsmiddel.

Ziekte, zwaarlijvigheid, astma, diabetes, artrose, artritis, jicht, verkoudheid, ontstekingen, sclerose, cataract, zenuwziekten, spieratrofie, spierdistrofie, kanker, maag- en darmziekten... volgens welk mysterie worden deze ziekten opgewekt en in stand gehouden?

Krijgen we deze ziekten door een toeval, bij gebrek aan een medische checkup, of zitten ze in de genen? Ben je ook toe aan een onderhoudsbeurt?

Het gaat met het menselijk lichaam precies zoals met een auto. Wanneer de carburator niet is aangepast aan de mogelijkheden van de motor, gaat de auto hoesten, schokken en kraken tot hij het tenslotte begeeft.

De bijzondere kwaliteiten en de opnamemogelijkheid van fruit worden niet genoeg benadrukt. Daardoor beschouwt men fruit nog steeds als een marginaal voedingsmiddel dat weinig voedingskracht biedt en bovendien een flink stuk uit het huishoudelijk budget weghapt. Heel wat mensen zijn geneigd dit bedrag liever aan sigaretten, taarten, koffie en een dure fles wijn te besteden. Ze bezuinigen om zich de luxe van een arts te kunnen veroorloven. Dat is pas leven!
Wij weten dat de gezondheidszoeker voor een grote taak staat. Hij/zij moet de voordelen van fruit maximaal leren kennen en op de één of andere manier degenen die op zoek zijn naar een gezonde, natuurlijke en evenwichtige voeding de voordelen kunnen uitleggen van fruit.
We worden overspoeld met informatie over voeding. Men heeft het steeds meer over fruit en groenten.
Men vertelt ons over de antioxidanten, de bijzondere beschermende stoffen tegen kanker en veel andere degeneratieziekten. Maar hoe moeizaam dringt deze berichtgeving door en hoe traag zijn diverse instanties in het toepassen van de juiste principes in de verzorgingssector. Het volstaat te kijken naar wat er op het bord ligt van een ziekenhuispatiënt. Wie toevallig door een ongeval of ziekte in het ziekenhuis terechtgekomen is moet er heel wat voor doen om verse groenten en fruit te krijgen.
Mede daarom ben ik overtuigd van een uitvoerige, en vooral juiste, informatie over het nut en de kracht van fruit als voedingsmiddel of als therapeutische ondersteuning.
Iedereen die met gezonde voeding vertrouwd is, zal bekend zijn met de functie van voeding als geneesmiddel (of beter: als middel om ziekte te voorkomen).
Op weg naar een goede gezondheid zal je fruit vaak genoeg tegenkomen. In geuren en kleuren verdedigd of bestreden. Een aantal mensen maakt handig gebruik van het effect van een verkeerd fruitgebruik, hetgeen maar al te vaak voorkomt, om van leer te trekken tegen de consumptie van fruit, dat in hun ogen geen enkel nut heeft.
Bovendien wordt er - vaak terecht - op gewezen dat voeding toch maar één van de vele factoren is, die onze gezondheid beïnvloeden. Maar wat is voeding dan wel? Net zoals de wortels van de boom verantwoordelijk zijn voor wat er boven de grond groeit, zo zijn de darmen een bron van vitaliteit voor de mens.
Op het gebied van de voeding moet nog veel werk verzet worden om vele in-

gewortelde (slechte) gewoonten te ontmaskeren. De macht van de gewoonte, de traditie, de angst voor tekorten, bewust veroorzaakte misverstanden,... zitten allemaal diep ingebakken in de hoofden van onze analytisch denkende bevolking.
Wie denkt in termen van de grote 3 (koolhydraten, eiwitten en vetten) zal fruit ervaren als een verspilling. Toch bevat fruit, waarvoor we zo vaak onze neus ophalen, veel minder calorieën dan vette pasteitjes, taartjes, vette vleeswaren en ander waardeloos voedsel, dat een hoge concentratie bevat aan vet, eiwit en/of suikers.
Ik heb geleerd dat het bij gezondheid nooit alleen maar om calorieën gaat. Dode, lege calorieën als buikvulsel geconsumeerd, geven in het geheel geen gezond, vitaal gevoel. Als we zouden begrijpen hoe zinloos en gevaarlijk de buik-vul-cultuur is, en wat er precies met de vele calorieën gebeurt, dan zouden wij veel meer begrijpen van de zin èn de onzin van sommige "voeding".

Vicieuze cirkel

Ongemakken, die het gevolg zijn van onaangepaste voeding (vaak ook nog in té hoge hoeveelheden gebruikt), worden gecompenseerd -althans, dat probeert men- door toxische, tonifiërende genotmiddelen, die de onlustgevoelens moeten bestrijden. Zodoende is er een complete industrie ontstaan die daar maar al te graag op inspeelt en dure "oplossingen" aanbiedt.
De moderne mens, die ervan uitgaat dat de wetenschap of de moderne voedingsindustrie te zijner tijd een gepaste oplossing zal bieden voor een kwaal, zal tot zijn schade en schande moeten vaststellen dat de natuur niet met zich laat sollen.
Ware gezondheid is geen gevolg van de toepassing van 'remedies', doch van het dagelijkse onderhoud en de zorg voor het instandhouden van de natuurlijke vermogens.
Voeding, aangepast aan het menselijke lichaam en zijn vermogens én een positieve levensstijl: ziedaar de basisvoorwaarden die ons leven kansen geven en ziekte moeten voorkomen.
Dit is de enige vorm van positieve gezondheidszorg die verantwoord en duurzaam is en waarbij men een beroep doet op het gezonde verstand en de verantwoordelijkheidszin van de mens.

Vandaag de dag heeft men de keuze:
- gezond eten, zoals nooit één generatie voor ons heeft kunnen doen,
- of zichzelf laten gebruiken als een speelbal van de voedings- en aanverwante industrieën... en het 'lot' gedwee ondergaan.

Het is van groot belang dat men wil inzien in welke mate fruit bijdraagt tot het behoud en de verbetering van onze vitaliteit.

Er zijn vele soorten fruit en het spreekt vanzelf dat wij die beter moeten leren kennen, proeven, genieten en waarderen. Maar we moeten ook leren welke soorten en hoeveel we moeten kopen. En vooral: hoe we die op een juiste manier moeten inpassen in onze dagelijks voedingspatroon. Het ziet ernaar uit dat in de nabije toekomst *"troostende" voedingsmiddelen* onttroond zullen worden. En ook ontmaskerd, zodat men -eindelijk!- zal inzien hoe waardeloos en belastend ze zijn.
Mensen die streven naar een gezond leven, moeten afzien van slechte voedingsgewoontes. Ze moeten inzien dat bepaalde "voeding" in feite niet meer is dan een "zoethoudertje". Ze hebben het niet altijd makkelijk. Ze worden geconfronteerd, niet alleen met hun eigen problemen, maar ook met die van hun omgeving die vaak niet begrijpt dat fruit en groenten, en die alléén, voldoende zijn als volwaardige, evenwichtige voeding, en dat al de rest een bron van ziekte is.
Als officiële instanties beginnen te wijzen op het belang van vers fruit en verse groenten tegen allerlei aandoeningen, dan zit daar een reden achter. Ook al gaan ze in hun aanbeveling om meer groenten en fruit te eten niet erg ver en durven zij het niet aan om de ware boosdoeners van ziekte met de vinger te wijzen. Toch is dit een stap in de goede richting, zelfs al hebben deze instanties nog een hele weg te gaan. Aanbevelingen doen is een goede zaak, maar deze zelf ook opvolgen (en dus zelf het goede voorbeeld geven) zou nóg beter zijn.

Fruit is *pure zonne-energie* en dient steeds vers en rijp te worden gegeten. Kies altijd het beste uit het beschikbare aanbod.
Het grote voordeel van fruit is dat het de voeding is die rauw het gemakkelijkst kan gegeten worden. Het is een ideaal middel om onze dagelijkse portie rauwkost op te voeren. Niemand denkt eraan om zijn appels, druiven, kaki of sinaasappels te koken alvorens ze te eten. We vinden het evident dat we de vruchten eten in hun natuurlijke toestand.

De mythe van de zogenaamde "voedzame" voedingsmiddelen
Heel wat mensen die maar weinig afweten van voeding en de betekenis ervan voor het menselijk leven, zijn ervan overtuigd dat vooral "rijke" voedingsmiddelen erg voedzaam zijn. Daarom gebruiken de meeste mensen overwegend, zoniet uitsluitend, "geconcentreerde voedingsmiddelen".
Ook beroepsmensen bezondigen zich aan deze interpretatie en stellen kwantiteit bijna altijd boven kwaliteit en de manier waarop iets wordt geconsumeerd.
Iedereen vindt dat "goed gevoed zijn" het allerbeste is, ja zelfs noodzakelijk. Ze maken een rekenkundig sommetje en besluiten dat geconcentreerde voe-

dingsmiddelen en geconcentreerde extracten voedzamer en dus "kloeker" zijn dan waterrijke voedingsmiddelen die weinig calorieën bevatten, en waaraan je ongetwijfeld een kouwelijk gevoel moet overhouden...
Voedingskracht meten in calorieën is voor heel wat mensen een geliefde bezigheid. De voedingswaarde wordt herleid tot een rekensommetje. Men rekent de calorische waarde uit en ziedaar: hier heb je de voedingswaarde! Niets is zo "voedzaam" volgens het boekje als zuiver vet of olie. Ook pure suiker is zeer "voedzaam", want die bevat veel calorieën.
Maar wat kosten al deze producten wanneer we ze gebruiken, aan verteringsarbeid, aan vitale stoffen?

De eigenlijke assimilatie gebeurt op cellulair niveau
Als we eten, verschillen de ingenomen voedingsproducten zeer sterk van de samenstelling van het bloed. De samenstelling van het bloed en de vloeistoffen die nieuw organisch materiaal aanvoeren moeten zich voortdurend aanpassen aan de spijsvertering en laten slechts kleine afwijkingen toe. Eigenlijk zoekt het bloed altijd om de veranderingen in de chemische samenstelling van het bloed te neutraliseren of te compenseren na het innemen van een maaltijd.
Op deze manier wordt overtollige glucose geconverteerd in glycogeen, om dit later geleidelijk af te geven in de bloedstroom, al naargelang de behoeften van het lichaam. Het is de taak van de lever om deze schommelingen op te vangen, te absorberen en op het juiste tijdstip weer af te geven. Hetzelfde gebeurt met iedere andere voedingsstof.
Is het waar dat hoe meer men eet, men des te beter gevoed is? Of zou er dan toch een regel bestaan als "Eet je gezond"?

Men is niet wat men eet, maar wat men "verteert"!
Drie voorbeelden:
1. Men heeft ontdekt dat de natuurlijke suikers van vruchten die opgelost zijn in een waterrijk medium, voldoende voorzien in minerale zouten en hulpstoffen. Deze natuurlijke suikers komen druppel na druppel in de bloedstroom en geven aan het lichaam een regelmatige energietoevoer. Het zijn vooral die substanties die men volkomen ten onrechte "onzuiverheden" noemt, en die gebonden zijn aan de suikers, die de toegang tot de bloedstroom remmen.
   Witte suikers echter, die vrij zijn van "onzuiverheden", komen wel massaal in de bloedstroom terecht, aangezien niets hen remt. Dit resulteert in een kortstondige stimulatie, gevolgd door een depressie omdat de suikers volledig door het lichaam zijn geabsorbeerd.
   Het lichaam verkeert in een shocktoestand, in het bijzonder de pancreas.

Dit orgaan wordt gedwongen om insuline te produceren, om iets te doen aan deze situatie, terwijl bij de vertering van vruchten geen insuline wordt afgescheiden. Op lange termijn raakt de pancreas uitgeput, wat resulteert in diabetes. Geconcentreerde graanproducten hebben eenzelfde effect.
Ziehier een perfect voorbeeld dat aantoont wat zogenaamd "voedzame" voedingsmiddelen doen! Zij veroorzaken schokken in de energiestroom en verstoren het evenwicht van de zenuwen. Vermoeidheid en zwakte zijn het resultaat van geconcentreerde witte suiker en graanproducten.
2. Bij een aanvoer van hoge doses vitamine C raakt men snel verzadigd. Het lichaam probeert zich zo snel mogelijk ervan te ontdoen om een normaal ascorbineniveau te behouden. M.a.w.: overdreven hoge doses van een aantal stoffen komen het lichaam niet ten goede, maar bezorgen het overwerk om het te scheiden. Enkele uren na de inname van vitamine C is alle toegevoerde vitamine C uitgescheiden en het lichaam gaat gewoon door met zijn oude voorraden.
3. Een ander voorbeeld: de lever elimineert het teveel aan bètacaroteen (provitamine-A) uit het bloed of stockeert het. Het vermogen om overschotten op te slaan is per individu verschillend.

Geconcentreerde voedingsmiddelen veroorzaken onderbrekingen in de productiviteit van het lichaam.
"De consumptie van geconcentreerde voedingsmiddelen", schrijft Ian Fowler, "veroorzaakt de aanvoer van zoveel voedingsstoffen op hetzelfde moment, dat een snelle interventie nodig is om het evenwicht van de bloedspiegel te behouden. De organen die hierbij direct betrokken zijn, zijn de lever, de nieren en de pancreas. De effecten van deze plotselinge toestroming werken zo verzwakkend, zijn zo remmend op de efficiëntie van het organisme, zijn zo verkwistend en enerverend dat het lichaam een hoge tol moet betalen."
"Dit fysiologische feit", zegt Dr. Ralph Cinque op een expliciete manier, "wordt nooit ter sprake gebracht door vitamineproducenten of door de fabrikanten van dieetproducten. Het enige dat ze de mensen vertellen, is de noodzakelijkheid van het gebruik van calcium en de hoeveelheden die ze nodig hebben. Maar als men hun geconcentreerde producten inneemt, krijgt het lichaam te maken met een overweldigende invasie van massieve doses, die een kettingreactie van lichaamsveranderingen veroorzaakt met een niet mis te verstane stress als gevolg. Op deze manier zullen geconcentreerde producten een tendens ontwikkelen om te desorganiseren, in plaats van bij te dragen tot de voeding. Alle acties, ondernomen door het lichaam om het evenwicht te herstellen, hebben het karakter van een zelfverdedigingsreflex tegen deze ongenuanceerde indringers die het systeem ontregelen"

“Voeding betekent niet: het in het lichaam proppen van voedingsstoffen. De verzadiging en de intensiteit van de voedingssubstanties zouden niet ons doel mogen zijn. Men moet zoeken naar een manier om op een zachte manier te voldoen aan de behoeften van het lichaam. Laat het lichaam er zelf voor zorgen zich te voorzien van zijn meest geschikte hoeveelheid vitamine C, calcium, ijzer enz...”

Zacht is beter

“Het volstaat”, concludeert Dr. Cinque, “om eenvoudige en natuurlijke voedingsmiddelen te eten. Fruit en groenten volstaan om alle voedingsstoffen op een zachte manier in de bloedstroom te laten overgaan. Door het gebruik van fruit en groenten vermijdt men de “voedingsschok”. Het gaat er in de eerste plaats om de omzettings- en toeëigeningsprocessen van de voedingsstoffen zo eenvoudig mogelijk te maken.”

De belangen van het leven worden niet gediend door geconcentreerde en stimulerende voedingsmiddelen te eten. Men kan het lichaam niet dwingen zijn opnameproces te versnellen boven zijn vermogens. Men kan er niet zeker van zijn dat men van het teveel aan voedsel zal kunnen genieten, omdat de opname gebeurt op cellulair niveau. Onze cellen hebben een eigen intelligentie en weten waar zij behoefte aan hebben en volgens welk ritme zij moeten werken.

Het werk van de cellen is een werk van elimineren en assimileren van de voedingsstoffen die het bloed hun aanlevert. De cellen weten perfect volgens welke principes ze hun taak optimaal moeten en kunnen vervullen.

De voeding van het lichaam is een autonome functie die helemaal los staat van onze kennis en wil. De zorg voor een goede voeding van de cellen staat los van elke bewuste inmenging van de mens en dit op het niveau van vertering, absorptie, bloedsomloop, kliersecreties, enz. We beginnen ons bewust te worden van deze functies vanaf het moment dat we merken dat ze ons parten spelen. Iemand die in een goede gezondheid verkeert, beseft bij wijze van spreken niet eens dat hij of zij een maag, een lever of nieren heeft...

Opgepast met stimulatie!

Over dit onderwerp schreef één van de meest geniale Amerikaanse pioniers, Dr. Russel Thacker Trall in 1871: “Een zuivere en perfecte voeding resulteert in de opname van voedingsstoffen in de lichaamsstructuren, zonder de minste irritatie, ontregeling of onderdrukking of een ander effect dat we zouden kunnen verwarren met stimulatie.”

Een fysiologisch feit van kapitaal belang op voedingsgebied. Slechts weinig mensen beseffen dat de specifieke effecten van de inname van voedingsmiddelen in wezen het resultaat zijn van irritatie en stress en een obstakel vormen

voor een goede voeding. Want ieder voedingsmiddel dat "versterkt" of "kracht geeft", dat je "opwarmt" of "stimuleert", is hetzelfde als dat wat "zorgt voor een prettig gevoel van hoofdpijn", of dat je het voordeel geeft van "een slapeloze nacht"...
Gezondheidszoekers weten dat men iedere stof of voedingsmiddel met een "specifiek effect" moet mijden als vergif. Het effect ervan bewijst meteen al zijn prikkelend, irritant karakter.

Voedingsmiddelen met "effect"
Hieronder verstaan we een hele verzameling "voedingsmiddelen" die door therapeuten uitgezocht worden omwille van hun invloed op de slaap, op zwakte, op het vermogen om water uit te scheiden, als laxatief, etc.
Zo zien wij b.v. dat pruimen worden geconsumeerd wegens hun laxatieve werking. Maar wat gebeurt er in de darm? De pruimen bevatten een zuur dat ons lichaam niet tolereert, waarop het lichaam reageert door ze snel uit te drijven, samen met de uitwerpselen. Ze worden in feite niet verteerd en hebben geen enkel voedingsvoordeel voor het lichaam. Ze irriteren de intestinale slijmvliezen, voeren een deel van de delicate darmflora met zich mee en dienen geen enkel nuttig doel daar ze niet de oorzaak van de constipatie verwijderen.
Een ander voorbeeld vinden we in het gebruik van geraffineerde riet- of bietensuiker. Beide zijn krachtige stimuli, evenals alle andere geconcentreerde zoetmiddelen, die eerst stimuleren en vervolgens voor een dieptepunt zorgen. Vooral geraffineerde suiker penetreert snel in het bloed en stimuleert het lichaam sterk door de toevoer van energie snel en drastisch te verhogen. Dit blijkt uit een veranderende hartslag, en andere autonome spierbewegingen. Er wordt een beroep gedaan op de pancreas om deze hoeveelheid aangeboden suikers te verteren, wat grote hoeveelheden insuline vergt. We zien precies hetzelfde als we brood eten. Ook de koekjes in de rekken van de diabetici zijn niet onschuldig. Verder zijn er de natuurlijke suikers van vruchten die geen geraffineerde suikers zijn en ten overvloede gecombineerd zijn met remstoffen en "onzuiverheden" die de opname in de bloedstroom vertragen. De verscheidenheid aan mineralen, vitamines en enzymen zijn de noodzakelijke begeleiding van de suikers, of, de verpakking van de natuur.

Juiste voedselcombinaties: een nieuw begrip in de voeding
Weinig mensen stellen zich vragen over het juiste gebruik van de voedingsmiddelen die zij consumeren. Zij vinden het normaal dat tijdens één en dezelfde maaltijd diverse voedingsmiddelen worden gegeten. De spijsverteringsklachten en de gevolgen daarvan voor de gezondheid brengen zij zelden hiermee in verband. Officiële voedingsadviezen hebben zelfs het gelijktijdig

eten van verschillende voedingsmiddelen gepromoot, "opdat een maaltijd compleet zou zijn".
Voor wat betreft de gezondheid van de darmen, de lichaamschemie en de vitaliteit hebben wij, bij het schrijven van dit boek, veel gehad aan de research van Dr. Hay, Dr. Shelton en vele anderen. Zij adviseren om de verschillende voedingsmiddelen zo weinig mogelijk te mengen. Zij baseren zich voor hun visie op het observeren van levende wezens in de natuur.
Vandaag de dag vindt men de principes van juiste voedselcombinaties terug in tal van voedingstherapieën en voedingssystemen, soms in een aangepaste vorm. Noteer dat ook hier het principe kan gehuldigd worden dat "elke stap in de goede richting vooruitgang betekent." Toch zien we dat commerciële systemen de combinatieleer "gebruiken" om hun eigen systeem meer geloofwaardigheid en een wetenschappelijk tintje te geven.
We hoeven er hoe dan ook niet aan te twijfelen dat de voedselcombinaties belangrijk zijn. Ze zijn goed voor de gezondheid. En, niet te vergeten, universeel en niet aan tijd of cultuur gebonden. De natuur kent haar grenzen en beperkingen. De wetmatigheden van de natuur bepalen de juiste voedselcombinaties. Ze zullen dan ook nooit concurrentie krijgen, maar door de vooruitgang van het wetenschappelijke onderzoek alleen maar bevestigd worden.
De toepassing van de juiste voedselcombinaties heeft alles te maken met opvoeding en verandering. Wie kan aanvaarden dat niet alles door elkaar kan gegeten worden, doet een eerste stap in de goede richting. De meeste mensen zijn slecht op de hoogte van deze materie. Het is dan ook van groot belang dat ze op de juiste manier worden begeleid. Het "grote publiek" verbergt zich dikwijls achter zijn gewoonten. En komt moeizaam in beweging als het er op aan komt zijn voeding aan te passen. De meeste mensen zijn niet bereid hun pleziertjes zomaar op te geven: hun kopje koffie, hun gebakje, hun borreltje. Het is psychologisch te begrijpen dat men niet zomaar zijn eetgewoonten verandert. Een traditioneel, zgn. "compleet" bord zegt meestal meer dan een bord dat er leger uitziet omdat rekening is gehouden met een juiste voedselcombinatie.
Het is dus even wennen, maar probeer:
- de juiste voedselcombinaties te vinden,
- bepaalde soorten voedsel NIET met elkaar te combineren, indien er van nature sprake is van "onverenigbaarheid".

De gevolgen van verkeerde voedselcombinaties zijn alom zichtbaar. Haast iedereen bezondigt zich aan ontoelaatbare combinaties. De gevolgen die dit met zich meebrengt, voor de gezondheid, doen veel mensen naar andere middelen grijpen, omdat men voelt dat het verkeerd gaat.

Onlustgevoelens, gevoelens van zwakte en onbehagen, veel eten om er weinig uit te halen, gebrek aan energie, pijn, slapeloosheid, reuma-opstoten... dit zijn daar de gevolgen van...
Slechte voedselcombinaties resulteren in meer dan alleen maar een slechte spijsvertering! Ze hebben uiteraard in de eerste plaats te maken met de spijsvertering en treffen daarom in de eerste plaats de spijsverteringsorganen. Klachten als: gistingen, rottingen, opgeblazen gevoel, oprispingen/brandend maagzuur, maagproblemen, darmproblemen, leverproblemen, pancreasproblemen hebben te maken met onze voeding en zijn een gevolg van een verkeerde voedselkeuze, c.q. voedselcombinaties.
Iemand die juist weet te combineren, kan ook de volgende kwalen en problemen vermijden: alcoholproblemen, diabetes, allergieopstoten, reumaopstoten, zenuwpijn - zenuwzwakte - zenuwziekten, geheugenproblemen, spierziekten, hart- en vaatziekten, hoofdpijn - migraine, enz. enz.
Daarom zijn de principes van de juiste voedselcombinaties in het belang van iedereen. Ze zijn niet bedoeld als exclusieve therapeutische tip voor mensen met verteringsproblemen, maar voor iedereen die zijn voeding en energievoorziening wil optimaliseren.
Juiste voedselcombinaties leiden tot een goede gezondheid en zijn uitsluitend op natuurlijke beginselen gebaseerd: het respecteren van de lichaamschemie ter voorkoming van diverse vormen van lichaamsvergiftiging.

Hoe kan je ervoor zorgen dat je spijsvertering optimaal functioneert?
- Eet minder
- Eet op geregelde tijden, met voldoende ruimte tussen de maaltijden
- Leer luisteren naar de signalen: honger / dorst
- Begin elke maaltijd met een minimum aan rauwkost
- Kauw je voedsel zeer goed
- (Met name zetmeel) zo droog mogelijk eten zodat je gedwongen bent om goed te kauwen
- Eet zetmeel nooit samen met eiwitrijke producten
- Gebruik tijdens een zetmeelmaaltijd nooit zuren (azijn, citroen, tomaat...)
- Eet fruit alleen op een lege maag
- Eet fruit bij voorkeur afzonderlijk
- Producten om absoluut afzonderlijk te gebruiken zijn: meloenen, honing, melk
- Eet geen bijkomend vet tijdens een maaltijd met eiwitrijke producten

Bestudeer de literatuur over de juiste voedselcombinaties, of raadpleeg een combinatieschema, dat je inzicht geeft in de mogelijkheden voor een nieuwe eetstijl.

Gewoonlijk onderscheiden wij vier maaltijdtypes:
- Fruitmaaltijden
- Zetmeelmaaltijden (met neutrale groenten)
- Eiwitmaaltijden (met neutrale groenten)
- Vruchtgroentenmaaltijden met vet of eiwit.

Zuur-basenevenwicht: omdat de meeste mensen 'te zuur' zijn...
Dit is één van de belangrijkste voedingsthema's die men zich kan indenken. Het evenwicht tussen zuren en basen is van zeer groot belang. Het al dan niet bereiken van dit evenwicht bepaalt namelijk of je gezond blijft of niet. In de hiernavolgende pagina's heb ik geprobeerd samen te vatten wat er over dit belangrijke onderwerp is geschreven.

Evenwicht

Evenwicht is een fenomeen dat in alles wat leeft een rol speelt. Zonder evenwicht komt ieder systeem in een sukkelstraatje terecht.
- als er te veel zon is, wordt alles dor en planten sterven af
- als er te veel regen is wordt alles zompig en krijgen we moerasvorming
- is het te heet, dan wordt men minder actief: het leven vertraagt
- is het te koud, dan gaat zoveel energie naar het behoud van de levenswarmte, dat alle andere functies in het gedrang komen.

Zo bevindt zich het evenwicht altijd tussen twee polen, waarvan we niet zeggen dat de één slecht is en de ander goed. Beide polen houden elkaar in evenwicht. Er is een ideale verhouding tussen beide.
Ook als het om onze voeding gaat jongleren we tussen twee polen: tussen alcalische substanties (ook basische of ontzurende genoemd) en zure (of zuurvormende) substanties.
Tussen deze twee groepen is er altijd een streven naar evenwicht om het organisme goed te laten functioneren. Iedere afwijking van dit systeem kan op korte of langere termijn gezondheidsklachten opleveren.

Ontzuringsmiddelen?
Omdat steeds meer instanties het belang van dit voedingsevenwicht in het lichaam ontdekken, zoekt men naar snelle en gemakkelijke methodes om het lichaamsevenwicht te herstellen. Tot op heden zijn deze nog niet gevonden. Met onze kennis van de wetten waaraan het levende organisme gehoorzaamt, zijn dergelijke middelen onmogelijk te bedenken. De toekomst zal leren welke risico's het gebruik van "chemische ontzuurders" in de loop der jaren met zich zal brengen. Alleen de plantenwereld kan op een efficiënte manier tegemoet komen aan de lichaamsbehoeften en de lichaamsverzuring afbouwen of vrijmaken en de alcaliteit herstellen. Het herstel van onze gezondheid

zal gelijke tred houden met deze evolutie.

De betekenis van 'zure' urine?

Van een goed gevoede persoon, die in een goede gezondheid verkeerd, en bij wie basen en zuren in evenwicht zijn, heeft de urine een meerwaarde van 7 pH. We leven in een wereld van overvoeding, maar ook van ondervoeding. We hebben af te rekenen met stress, een negatieve gemoedsgesteldheid, agressiviteit en andere factoren die verzuring opwekken. Onze urine vertoont dan ook een tendens tot verzuring.

Het veiligheidsmechanisme van het lichaam

Om oververzuring van het bloed te voorkomen en een catastrofe tegen te gaan, doet het lichaam beroep op een beschermingssysteem dat we het "koppelingsmechanisme" kunnen noemen. Dit mechanisme bestaat erin dat het zure aan basische substanties bindt met het oog op de neutralisering ervan. Het beste voorbeeld is de aanwezigheid van calcium in het bloed. Het niveau van calcium in het bloed is stabiel en zal nooit meer dan 3% onder zijn normaal peil dalen. Zodoende wordt de bloedpH beschermd. In dat geval zal het lichaam beroep doen op de alcalische mineralen uit de reserves: botweefsel, kraakbeen, tanden, enz. Aangezien de reserves aangesproken worden, en dit na jaren van roofbouw en mineralenverlies, is het gevaar van artrose acuut. Verzuring kan ook leiden tot osteoporose of cariës.

Hoe meer zuren, des te groter de kans op mineralenverlies!

Dankzij het heropbouwen van het evenwicht tussen zuren en basen kan men de roofbouw een halt toeroepen. Artrose of osteoporose kan zodoende tot staan gebracht worden.

Volgens specialisten is de menopauze de oorzaak van osteoporose bij vrouwen. Het is waar dat het vrouwelijk hormoon oestrogeen een belangrijke rol speelt bij de opbouw en het onderhoud van botweefsel, maar speelt niet de gehele hormoonhuishouding bij vrouwen en bij mannen hierop een belangrijke rol? De werkelijke oorzaak is in feite de jarenlange roofbouw op mineralen die in deze cruciale fase van het leven van de vrouw een extra belasting vormt. De jarenlange roofbouw heeft het terrein verzwakt. Het is mogelijk dat de hele entourage van deze levensfase een negatief beeld geeft van de werkelijke conditie. Het terrein is vervuild met meer omgevingstoxines dan wenselijk, de weerstand is afgenomen, het bloed is verdikt, de doorbloeding vermindert, het weefsel zit vol met afzettingen... en nadat veel vrouwen jarenlang op een synthetische manier geïnterfereerd hebben met hun natuurlijk hormonenleven, komt daar opeens de overgang met zijn aanpassingsverschijnselen. Deze laatste zullen in deze periode in relatie staan tot de condi-

tie van het terrein.
Osteoporose is geen kwaal die voorbehouden is aan vrouwen alleen, ook mannen hebben ermee te maken. Toch is aangetoond dat vrouwen er minstens dubbel zoveel mee te maken hebben. Dit komt doordat hun hormoonleven ontregeld is, maar ook doordat vrouwen gemiddeld een lichter en minder dicht beendergestel hebben dan mannen. Hun gemiddelde calciumreserve bedraagt ruim 100 gram minder dan die van mannen. Daarnaast hebben ze tijdens al hun cycli in mindere of meerdere mate bloedverlies met uiteraard mineralenverlies geleden.

De laatste vijftig jaar is er een toename gekomen van de risicofactoren die aan kruissnelheid het leven van de vrouw torpederen, en die nog volop in ontwikkeling zijn:
- invoering van hormonen die de vruchtbaarheid beïnvloeden
- toename van het vleesverbruik (in het vlees: natuurlijke én onnatuurlijke hormonen)
- toename van het gebruik van melkproducten met een verhoogd hormonenaandeel, door de koeien te bevruchten in de periode waarin ze gemolken worden
- de emancipatie van de vrouw heeft ertoe geleid dat zij geleidelijk meer van de "mannelijke" symbolen is gaan overnemen, b.v. alcohol, tabak, maar ook stress, enz.

Wacht niet om maatregelen te nemen die je voeding corrigeren.
Meestal worden voedingsmiddelen in twee groepen verdeeld, nl. een zuurvormende en een basenvormende. Eigenlijk is dit een vereenvoudigde voorstelling van zaken. Iedereen die iets meer afweet van voeding weet dat er een verschil is tussen zure voedingsmiddelen en verzurende voedingsmiddelen. De zure smaak is niet verantwoordelijk voor verzuring. Toch is bij zuursmakende voedingsmiddelen (b.v. zure vruchten) een zure pH meetbaar.
De vrije zuren hebben een zure pH, die echter in normale omstandigheden zonder tussenkomst van basische mineralen wordt geneutraliseerd. Dit gebeurt slechts onder welbepaalde omstandigheden. Men kan niet automatisch zeggen dat zure vruchten ontzuren. De conditie van de maag moet goed zijn, de ademhaling moet goed zijn, net als de luchtverversing, en verder is de hoeveelheid oxideerbare zuren gelimiteerd.
Mosséri adviseert gezonde mensen in de loop van een volledige week niet meer dan 3 kg zuur fruit te nuttigen. Bij zieke mensen zou het gebruik van zuur fruit zeer beperkt of zelfs achterwege gelaten moeten worden.

Voedings-onderverdeling :

A. Basische of alcalische voedingsmiddelen

- gekiemde zaden en granen
- zeewieren en zoetwateralgen
- aardappels, pompoenen
- tamme kastanjes
- de meeste groenten (behalve groenten die vrije zuren bevatten)
- moedermelk
- gedroogde vruchten (bananen, dadels, etc...)

Voedingsmiddelen uit deze groep moeten gezien worden als alcaliserende voeding, in alle omstandigheden en voor iedereen.

B. Zuursmakende voedingsmiddelen

- de meeste fruitsoorten. Hoe minder rijp het fruit is, hoe zuurder. Hoe rijper het is, hoe zoeter het is en hoe kleiner het aandeel vrije zuren.
- vruchtensappen (verse). Noteer dat ingemaakte sappen veel zuurder zijn en moeilijk op een natuurlijke manier geneutraliseerd kunnen worden.
- gedroogde vruchten (na drogen en oxidatie tijdens het drogen blijft er slechts weinig vruchtenzuur over).
- tomaten, bepaalde soorten komkommers
- spinazie en andere groenten die wat oxaalzuur bevatten
- uien, prei, look e.a. die mosterdolie bevatten
- rabarber
- asperges
- honing (bevat in feite te weinig mineralen om zijn suikerstofwisseling optimaal uit te voeren)
- gefermenteerde producten: yoghurt, zuurkool, appelazijn, enz

Zuursmakende voedingsmiddelen hebben een ontzurende of een verzurende werking, *naargelang de stofwisseling van het individu.* De beschikbare getallen zijn berekend nà stofwisseling, d.w.z. puur op basis van de analyse van de basische of zuurvormende stoffen (as) die in een voedingsmiddel zitten. Een goede stofwisseling is dan wel de voorwaarde.
Mensen met stofwisselingsstoornissen of die verzwakt zijn, mogen deze voedingsmiddelen slechts in beperkte mate gebruiken.
De fout van veel voedingsprogramma's is dat deze tweede groep *automatisch* bij de eerste wordt gerekend. De meeste voedingstherapeuten die werken met patiënten die ernstig ziek zijn, ervaren dat het niet werkt.
Zij weten dat zij in het geval van ernstig zieke mensen heel voorzichtig moeten omgaan met in wezen gezonde voedingsmiddelen, die wegens een hoog zuurgehalte én de zwakte van de patiënt hun waarde niet kunnen bewijzen.

C. Verzurende voedingsmiddelen

Een sterke zure reactie vinden we bij:

- alle marmelades, confituren, vruchtensiropen, suiker en suikerwaren, suikersiropen, gekookte honing (al dan niet in combinatie met vruchten, b.v. duindoornbessen), alle zogenaamde 'zoetmakers', yoghurt met of zonder vruchten, gezoet,
- granen en graanbereidingen, witmeelproducten, bindmiddelen, brood en gebak, al dan niet gezoet met gedroogde vruchten, honing of verse vruchten, koeken, gist, muesli en andere graanproducten die voor het ontbijt worden aanbevolen, fabrieksmatig behandelde tarwekiemen (niet te verwarren met gekiemde tarwe)
- alle koolstofhoudende dranken, alle natriumhoudende dranken, in het bijzonder cola, alcohol, zwarte thee, koffie, chocolade, chocolademelk, alle producten waarin cacao is verwerkt
- witte en vaste kaas, roomijs
- onrijpe vruchten, met name vruchten die van nature vrij zuur smaken, zoals onrijp geplukte citrusvruchten en ananas
- alle vetten en oliehoudende producten die tot méér dan 100°C zijn verhit en de daarin verwerkte producten (gebraden, gerookte of geroosterde producten), geroosterde noten of pitten, sterk geoxideerde gebroken zaden of noten (deze poreuze vruchten bevatten olie die bij contact met de lucht ranzig worden, dus: luchtdicht en koel bewaren)
- vis, vlees, charcuterie, gevogelte en andere soorten dierlijke eiwitten en vetten zoals reuzel
- margarine, en andere aan hoge temperaturen blootgestelde plantaardige vetten
- gekookte peulvruchten
- noten, zaden, pitten, lijnzaad, enz.
- gekookte melk en melkproducten
- roomboter
- pinda's

Al deze producten geven een zure reactie en horen in een ontzurende voeding voor zieke mensen niet of slechts in zeer beperkte mate thuis. Hoe meer compromissen op dit vlak, des te meer de genezing van reuma en andere verzuringsziekten wordt verhinderd. Het organisme “zwemt” a.h.w. in de zure producten. In een periode van regeneratie is het belangrijk dat het verzurend aandeel zo sterk mogelijk wordt ingekrompen.

Voor gezonde mensen kan groep C 10 à 20% van de voeding uitmaken, maar dat is geen noodzaak.

De beschrijving is vrij algemeen en geeft een beeld van wat in welke groep thuishoort. Voor details: raadpleeg de volgende informatie.

Zuurvormende voeding brengt zuren voort als gevolg van het stofwisselingsproces. Deze voeding verzuurt. Dit is de algemene regel, voor iedereen dus. Het volstaat niet om de zure of verzurende bestanddelen uit de voeding weg te laten. Het gaat erom een goed evenwicht te vinden tussen zuren en basen.

Een vierde groep zou kunnen bestaan uit producten die degeneratie bij uitstek in de hand werken.

De volgende producten leiden tot verzuring, belasting, beschadiging en hebben geen enkele voedingswaarde:

- witte en bruine suiker (een goed alternatief: rapaduro of oersuiker)
- nieuwe suikers: fructose, dextrose, mannitol, maltodextrine, enz.
- geraffineerde granen
- wit meel en alle daaruit bereide producten (brood, pasta, enz)
- geraffineerde en verhitte oliën en vetten
- industriële, gesuikerde dranken
- commerciële siropen
- alle cacaoproducten
- koffie, zwarte thee, alcohol
- fast- & quick-food
- conserven, blik en briks

Gezondheidszoekers en mensen die besloten hebben om zélf iets aan hun gezondheid te doen, adviseer ik het volgende: eet rauw, eet meer fruit en groente, combineer juist en zeg neen tegen roofbouwplegende voeding... Je kunt het, maar je moet het zélf doen!

Energievergroter: natuurlijke voeding

Definitie van de ideale voeding zoals die doorgaans wordt gegeven: vers, gezond fruit en groenten, noten en zaden – in een volledige natuurlijke en ongekookte staat, in matige hoeveelheden gegeten, en volgens de juiste combinaties, terwijl men ontspannen en emotioneel evenwichtig is.

4.

Slapen - rust - ontspanning voor meer energie...

Het aantal mensen dat aan slaapstoornissen lijdt is ontzettend groot. Hoewel iedereen af en toe eens last kan hebben van een slapeloze nacht, hebben sommige mensen er voortdurend problemen mee. Het is een probleem, voor henzelf, maar ook voor hun omgeving die er vaak niets van begrijpt. Soms zoekt men naar de oorzaak van die slapeloosheid, maar die is er niet altijd. Er zijn weliswaar omstandigheden die het 'vinden' van de slaap bevorderen en factoren die een goede nachtrust kunnen belemmeren.
De slaap is een zinvol moment en moet gerespecteerd worden. Men apprecieert die jammer genoeg maar op het ogenblik dat men er problemen mee heeft. Men moet de slaap, of het 'slap-worden' zien als een zinvol gebeuren, dat kadert in een totaalvisie op het menselijk leven. Alleen dàn kan men begrijpen hoe hinderlijk het is als men niet kan slapen en zal men er ook iets aan kunnen doen.

Onder 'slaapstoornissen' verstaan we gewoonlijk: moeilijkheden met het inslapen, een onrustige slaap, waarin men soms regelmatig wakker wordt, met daarna opnieuw weer inslaapproblemen, of 's ochtends voortijdig wakker worden. Een aantal mensen slaapt vrij goed, maar voelt zich 's morgens toch niet uitgeslapen. Dit kan soms vrij grote proporties aannemen. Het ergste van slaapstoornissen is wel dat men in een vicieuze cirkel belandt. Slaapstoornissen leiden ertoe dat je je overdag vermoeid voelt. De ganse dag strijd je tegen de slaap en oefen je jezelf om niet te slapen. Eenmaal thuis wil je wel slapen, maar je bent zó vermoeid dat je hersenen niet tot rust willen komen, zodat je de slaap niet kunt vatten. De meeste mensen snappen het niet, ze zijn bekaf, maar van slapen komt niets in huis... Hoe is het mogelijk?
Dan maar naar medicijnen grijpen? Dat is een al te gemakkelijke oplossing. Te veel mensen grijpen te snel naar slaapmiddelen, pillen en tabletjes. Vergeet niet dat medicijnen een invloed uitoefenen op tal van organismen en dat het gebruik ervan steeds onder toezicht moet gebeuren. In ieder geval moet men vermijden medicijnen te nemen als het niet per se hoeft. En men moet ook vermijden zélf de behoefte aan medicijnen te scheppen of te versterken. Slaapmiddelen kunnen tot gewenning leiden: door de ontregeling van de biologische functies raakt de interpretatie van het autonome zenuw-

stelsel in de war. Men moet ook rekening houden met bijwerkingen: geen enkel medicijn werkt op een natuurlijke manier. Deze chemische dwangmiddelen bevorderen nooit een gezonde, natuurlijke slaap.

Het is verkeerd te denken dat medicijnen dé oplossing zullen bieden. Geen enkele remedie resulteert in een natuurlijke slaap. Medicijnen grijpen in op het natuurlijk verloop van de slaapstadia. Daarbij komt nog dat een slaappil vaak nog doorwerkt als men alweer op is gestaan. Men heeft het gevoel van een 'kater', men is niet helder, is geestelijk niet helemaal wakker. Men presteert minder en kan zich minder goed concentreren.

Toch is het niet moeilijk om te slapen. Maar voor wie de slaap niet kan vinden, is hij onbegrijpelijk ver weg. Slapeloosheid wordt een soort routine en bevestigt telkens opnieuw het onvermogen om op een normale manier de slaap te vatten. Slapen is een natuurlijke reactie op vermoeidheid. Het is een diepe, verkwikkende rust. Een periode waarin het bewustzijn op een laag pitje wordt gezet.

Slaapproblemen: waarom?

Deze vraag wordt veelvuldig gesteld. Waarom kan de ene mens de slaap niet vinden en de andere wel, zelfs in soortgelijke omstandigheden. Het antwoord hierop is niet eenvoudig te geven, omdat er heel wat factoren zijn die voor slaapstoornissen kunnen zorgen. Vaak gaat het om kleine dingen, om niemendalletjes. Ieder mens heeft een eigen persoonlijkheid, met typische kenmerken. Het is niet ondenkbaar dat die invloed hebben op de slaap.

Enkele voorbeelden uitlichten ter illustratie:

- Het is helemaal niet abnormaal dat men tijdelijk wat slaapproblemen heeft als men voor een belangrijke beslissing staat, of als men een belangrijke gebeurtenis meemaakt. Zowel prettige als minder prettige gebeurtenissen (huwelijk, huis kopen of bouwen, de eerste baan of een verandering van baan, een ongeval, een afscheid, een sterfgeval, een geboorte,...) kunnen voor tijdelijke, vooralsnog onschadelijke slaapproblemen zorgen. Voorziene en onvoorziene problemen kunnen slapeloze nachten veroorzaken. Maar het gevaar bestaat dat men de nacht gaat gebruiken om te piekeren. Helaas, slechts zelden vindt men een oplossing, maar na zo'n nacht is men sufgepiekerd en doodmoe. "Er een nachtje over slapen" wil zeggen het probleem een nachtje laten rusten, het laten bezinken en morgen opnieuw bekijken. Met een helder hoofd wel te verstaan. Na een nacht van rust, kan men gemakkelijk de draad weer opnemen, en ziet men alles veel helderder.

"Slaap brengt raad": als je goed geslapen hebt, ben je weer nuchter en redelijk.

- Algemene zenuwachtigheid en rusteloosheid zijn de grote boosdoeners voor een goede nachtrust. Men is te ongeduldig, kan zich niet ontspannen. Men verdraagt het tikken van de wekker niet of men ligt met gespitste oren te luisteren naar alle mogelijke geluiden. Er ontgaat niets aan het waakzame oor. Het lijkt alsof we wachten op een 'alarmsignaal': een teken van waakzaamheid of onveiligheid?
  Slapen betekent: zich laten gaan. Men sluit zich dan af voor alles wat er te zien of te horen is. Al die dingen zijn niet meer belangrijk. Waken is iets voor overdag, als onze aandacht op 'scherp' staat. Men moet leren zich te ontspannen, zich laten gaan. Blijvende waakzaamheid belet dat we kunnen inslapen en diep slapen. Slapen betekent alles loslaten.
- Verder zijn er een hele resem klachten die je slaap kunnen verpesten. In het niemandsland van de slaap komt het dromen, een betekenisvolle weergave van de dingen die op een dieper niveau in je leven een rol spelen. Alleen om die reden al zijn sommige mensen bang om zich te laten gaan. Leer positief denken: dat heelt alle wonden. In laatste instantie zal ook de inhoud van je dromen zich aanpassen aan je nieuwe levens-ondertoon. (Je positieve ingesteldheid). Niet alleen angst voor de nacht en het slapen, maar ook angst in het algemeen heeft een nadelige invloed op de slaap. Er zijn soms dingen die ons opeens bezig gaan houden en die we niet uit onze gedachten kunnen zetten. De oorzaak kan van alles zijn, een emotionele schok bij voorbeeld. Een bepaalde gebeurtenis kan ons stevig raken en ons niet meer loslaten. Ook niet in onze slaap of onze dromen. Het heeft echter geen zin om zich af te vragen waarom men een bepaalde droom heeft. Men moet die dingen laten voor wat ze zijn en ze positief benaderen.

Zenuwenergie in een uniek perspectief

Zenuwenergie is een uniek begrip voor Gezondheidszoekers en heeft een specifieke definitie. Zenuwenergie heeft niets te maken met het woord "energie" zoals we dat tot dusverre hebben gebruikt.
Je moet proberen in te zien dat het op geen enkele wijze te vergelijken is met de verouderde energie-opvatting. *Zenuw-energie is niet datgene wat je krijgt door het eten van een chocolade-reep of na een extravagante rit op de rug van een paard.* Om je leven te zien met de ogen van een tevreden Gezondheidszoeker, een leven dat je heel wat te bieden heeft, moet je een onderscheid kunnen maken tussen natuurlijke "zenuwenergie" en wat men vroeger als energie beschouwde. *"Je lichaam door elkaar laten rammelen door een product of door spanning... brengt géén energie voort, maar put uit!"*

Energie is in de oude visie op "energie" een alledaagse term die refereert aan:
Alles...... wat het lichaam consumeert in de vorm van voedsel en drank, of......
Alles..... wat het lichaam gebruikt in de vorm van spiervermogen, of......
Alles..... wat het lichaam opwekt in de vorm van warmte, of ......
Alles..... wat in het lichaam verbrandt in de vorm van calorieën, of......
Alles..... wat het lichaam gebruikt om vloeistoffen uit te scheiden, of......
Alles..... wat het lichaam voelt als gevolg van een stimulatie, of......
Alles..... wat het lichaam gebruikt voor mentale activiteit, of......
Alles..... wat het lichaam naar boven brengt als men enthousiast is, of......
Alles..... wat het lichaam opslaat in de vorm van potentiële energie.

Zenuwenergie in zijn nieuwe en unieke betekenis refereert aan: de rustige, ongestoorde en regelmatige "electriciteit" (een houdbare spanning), zoals deze door de hersenen wordt opgewekt, en die de klieren, zenuwen en klieren op hun juiste werkzaamheid controleert. Dankzij de normale - permanente en stabiele - energie verlopen alle lichaamsfuncties perfect naar natuurlijke maatstaven.
Wetenschappers meten doorgaans de zenuwenergie op met behulp van speciale meetapparatuur die deze energie in millivolt aangeven, of door de hersenactiviteit te meten met een electro-encephalograaf.

Zenuwenergie is moeilijk te zien omdat we hiermee iets abstract aanduiden. Zenuwenergie kan niet gezien, gehoord, aangeraakt of geroken worden. De uitputting van zenuwenergie echter is net zo concreet als de ervaring van de steen waaraan we soms ons hoofd stoten – zelfs als we beter zouden moeten weten! Om volledig te begrijpen wat zenuwenergie is, moeten we deze term los zien van de gangbare definitie van "energie" en besluiten: het menselijk lichaam is een wonderbaarlijk electro-chemisch-krachtsyteem!
Als er genoeg zenuwenergie is en de lichamelijke toxiteit op acceptabel niveau is, dan kunnen we spreken van gezondheid op zijn hoogste niveau. Maar als de zenuwenergie onvoldoende is, verzwakken de cellulaire functies, hetgeen resulteert in toxemie, lijden, en na verloop van tijd leidt naar de dood.

De hersenen kunnen vergeleken worden met een sterke accu, die dag en nacht bijgeladen moet worden.
Te lage electriciteit kan alleen maar bijgeladen worden door:
1. slaap
2. rust
3. vasten
4. stille tijd (ontspanning, gebed, meditatie of andere activiteiten die lichaam

en geest een diepe rust geven.)

Als onze reserves laag zijn weten we dat wij:
- aan zenuwuitputting lijden
- "opgebrand" zijn
- lijden aan het "vermoeidheidssyndroom"
- een zenuwinzinking hebben
- aan het eind van ons Latijn zijn.
- de bodem van ons kunnen hebben bereikt...

We kunnen er allemaal niet meer tegen!

Tegen uitputting van onze zenuwenergie helpt niet
- een vijfde kop koffie,
- een middagje winkelen,
- een nieuwe droom,
- een winnend lot in de loterij.

Niets kan ons terug boven water brengen.
Als onze zenuwenergie dermate uitgeput is en als onze lichamelijke en mentale functies zo verzwakt zijn dat ze niet meer kunnen voldoen aan onze behoeften, spreken we van "enervatie". Het lichaam begint dan meer toxische stoffen te accumuleren dan te elimineren. Dit stadium staat voor auto-intoxicatie: het begin van veel onbegrepen lijden....

Als je meer zenuwenergie wil, hou dan op die te verspillen...

Gewoonlijk is energie een kwestie van calorieën naar binnen halen en naar buiten brengen, zoals een benzinetank weer bijvullen als deze bijna leeg is. Gezondheidszoekers accepteren het feit dat het lichaam voedsel nodig heeft om daar energie uit te putten, maar voedsel is maar één van de factoren die het lichaam nodig heeft. Het verhogen van de menselijke energie is helaas minder simpel dan het bijvullen van een benzinetank.
Overvloedige zenuwenergie zien we bij kleine kinderen, die geen zware gewichten kunnen tillen of 40 kilometer kunnen rennen, maar die urenlang stoeien en spelen met veel plezier en enthousiasme.
Misschien is de beste indicator voor zenuwenergie de manier waarop iemand zich 's morgensvroeg voelt. Ontwaak je spontaan en ben je meteen alert en in staat om je lichaam in beweging te zetten? Of blijf je wazig en lusteloos, jezelf uit bed tillend op zoek naar je favoriete stimulant? De meeste mensen zijn al lang vergeten wat het is om 's morgens wakker te worden met een gevoel van blijde verwachting.
Een correct voedingsschema en voldoende lichaamsbeweging kunnen wel

indirect de zenuwenergie vermeerderen, *maar alleen rust en slaap kunnen het zenuwsysteem heropladen*. In feite is het zo, dat als we in slaap zijn, we aangesloten zijn op de "grote kosmische batterijlader" die onze zenuwcentra tot het hoogste voltagepeil oplaadt.
Energiebehoud is de belangrijkste factor in het accumuleren van energie. Het vermijden van niet gecompenseerd energieverlies zou de eerste prioriteit moeten zijn voor iedere Gezondheidszoeker.

Net zoals er "Energievergroters" zijn die we moeten opzoeken, zijn er ook "Energierovers" die we moeten mijden. Deze twee groepen vertegenwoordigen twee tegenovergestelde levensstijlen, en resulteren in een tegengesteld gezondheidsniveau.
Aan jou de keuze! Probeer het grote belang in te zien van veel zenuwenergie in ons leven. Onderzoek wat er gebeurt als we méér zenuwenergie verliezen dan aanvullen.
Dr. J. H. Tildens' revolutionaire boek uit de 1930er jaren verklaart heel duidelijk wat er gebeurt als een "Energie-lek" ons geënerveerd achterlaat. Het geeft ons een precies idee van de ziektestadia.

Energie-vergroter: rust, ontspanning en slaap

Een zeer goede gezondheid is mogelijk als we enervatie vermijden, alle energierovers een halt toeroepen, en de energievergroters een plaats in ons leven geven. Als vervolgens een hoop zenuwenergie tot de hoogste capaciteit is opgeslagen, moet de Gezondheidszoeker deze energie op dat peil zien te houden.
Onthoud dat wij zenuwenergie door verschillende vormen van "inactiviteit" kunnen verkrijgen. *Maar voldoende nachtrust primeert!* Verder moeten we ons lichaam kalmeren door te rusten, te vasten en door voldoende tijd door te brengen in ontspanning of gebed. Als vaste regel kunnen we stellen: hoe toxischer het lichaam is, hoe meer slaap er nodig is; hoe zuiverder het lichaam is, hoe minder slaap er nodig is. *Het belang van een goede nachtrust kan niet genoeg benadrukt worden!!!*

Het nut van een dutje

Het is vaak moeilijk om tijd te vinden om een dutje te nemen. Toch kan een dutje van maar vijf à twintig minuten wonderen doen voor je zenuwenergie en ervoor zorgen dat je voor de rest van de dag veel efficiënter te werk gaat. Tijd vrij maken voor een middagdutje is dan ook beslist geen verspilde tijd. *Nogmaals, als we rusten en ontspannen wordt er weer zenuwenergie opgeslagen*. Maar dit natuurlijke rusten en ontspannen is van een speciale soort. Het kan niet vergeleken worden met gewone R & R (Rust en Relax) waarbij

iemand van een glas sterke drank zit te nippen, terwijl uren "gedachteloos" voor de televisie worden doorgebracht. "Natuurlijke R & R" betekent: een rustig plekje vinden, er rustig gaan bij zitten, de spieren ontspannen en de geest vrijmaken van bedrukkende gedachten, om zodoende het lichaam optimaal tot rust te brengen. Dit zou minstens eenmaal per dag een paar minuten moeten gebeuren, zo vaak als het nodig is.
Voldoende rust, ontspanning en slaap ondersteunen de ideale condities om de lichaamsontgiftende processen te bespoedigen. Maar deze "Natuurlijke R & R" bevordert ook de mentale helderheid en alertheid. Behalve een vergiftigd lichaam is een vermoeide en afgematte geest een van de grootste vijanden van de Gezondheidszoeker, omdat deze alles vergeet! Wie moe is kan niet alert en bewust blijven, of ergens fatsoenlijk mee bezig zijn. De enige weg die iemand in dergelijke gesteldheid zal volgen is terugvallen in de oude gewoonten van zijn ongeneeslijk verleden.

"*In de slaap worden de vitale activiteiten proportioneel sterker en accumuleren we zenuwenergie. Wij bemerken dit in de laatste momenten! Wij zijn dan ogenschijnlijk het zwakst. En in periodes van grotere inspanning of oefening, als de zenuwenergie vlug en krachtig besteed wordt in zenuw– en spierkracht, zijn wij ogenschijnlijk op zijn sterkst. Maar in feite zijn wij op dat moment zwakker dan ooit. Dit komt doordat we met de besteding ervan bezig zijn, dat we het altijd pas in de bestedingsfase bemerken; en niet in de accumulatiefase. Onthoud dit: hoe groter de omvang van de besteding, hoe minder potentiële energie er overblijft – hoe groter de besteding, des te minder kapitaal er overblijft.*"
H. Carrington.

"*Ga naar bed...*
ontspan je...
laat alles los...
draai en woel niet rond...
maak geen zorgen...
erger je niet...
sluit je ogen...
laat je lichaam en geest rusten...
laat rustig de slaap over je heen komen..."
Dr. Shelton

Ben je op zoek naar gezondheid? Doe er dan zelf wat aan! Niemand kan slapen in jouw plaats. Daarom moét je voldoende rust nemen. Gezonde voeding is goed, maar de vertering verloopt niet efficiënt als je vermoeid of afgemat bent. Zorg voor slaap, rust, ontspanning. Rust en Relax, want niemand kan het in jouw plaats doen!

5.

Een gezond gevoelsleven

Houden van zichzelf:
omdat veel problemen het gevolg zijn van zelfverwerping...

Weinig mensen worden geboren met het vermogen om zichzelf lief te hebben. De Duitse psychotherapeut Dr. Guido Gröger vat de standpunten van de moderne psychologie als volgt samen: "Het schijnt een wijdverbreide mening te zijn dat iedereen zichzelf bemint en dat er niets anders nodig zou zijn dan de mensen voortdurend in herinnering te brengen dat zij elkaar moeten liefhebben. Het is de taak van theologen om uit te maken hoe het woord des Heren: 'Bemin je naaste als je zelf' geïnterpreteerd moet worden: als een gebod, gevolgd door een constatering; dan wel als een dubbel gebod."
In beide gevallen kan de psycholoog alleen maar onderstrepen dat de mens geen eigenliefde is aangeboren. Eigenliefde wordt óf verworven óf ze bestaat niet. Wie ze niet of onvoldoende verwerft, is onvoldoende in staat om anderen lief te hebben.
Het staat vast dat de basis van het vermogen om zichzelf te accepteren gelegd wordt in de kinderjaren. Maar afhankelijk van de levenssituatie heeft ieder mens ook bevestiging nodig, de zekerheid dat hij wordt geaccepteerd. Omdat deze bevestiging de mens vaak onthouden wordt, ontstaat er een spanningsveld. Men is plichtbewust, vindt het nodig om lief te hebben, waardoor men niet alleen anderen maar ook zichzelf kwelt. Het is zelfs mogelijk dat deze houding van invloed is op de beroepskeuze. Men hoopt zijn eigen behoeften te bevredigen door die van anderen te bevredigen en dat is een misrekening.
In zijn essay "Jezelf accepteren" schrijft de filosoof Romano Guardini: 'De daad van zelfaanvaarding is de wortel van alle dingen. Ik moet het ermee eens zijn de persoon te zijn die ik ben. Ik moet het ermee eens zijn dat ik de eigenschappen heb, die ik heb. Ik moet het ermee eens zijn te leven binnen de beperkingen die mij gesteld zijn... De klaarheid en de moed van deze aanvaarding is de grondslag van al het bestaande.'
Als zelfaanvaarding de grondslag van al het bestaande is en er niemand geboren wordt met het vermogen zichzelf te accepteren en lief te hebben, moeten wij ons afvragen: heb ik mijzelf volledig en totaal aanvaard? Ben ik helemaal tevreden met mijn gaven? Kan ik leven met mijn beperkingen? Heb ik me kunnen verzoenen met de risico's die ik loop? Heb ik mijn plaats als mens aanvaard, de plaats waar ik leef, woon, geboren ben, de ouders die me ter

wereld hebben gebracht, de opvoeders die me hebben onderwezen? Ben ik tevreden met wie ik ben, als man of vrouw, oud of jong? Hoe staat het met mijn beroeps- en financiële situatie? Heb ik een goede gezondheid? Ben ik tevreden met mijn figuur?

Het is best mogelijk dat je bij het lezen hiervan de neiging hebt om tegen te pruttelen. Doe dit niet, want je bent niet alleen op zoek in deze wereld. Je bent als een scheppend wezen bezig mét deze wereld en je schept voor jezelf die wereld die met je gevoelens overeenkomt... de grenzen aftastend, zoekend naar evenwicht, altijd in verandering... Besef dit goed. Wij hoeven niet alleen te ondergaan, maar kunnen ook actief deelnemen in het vorm geven aan de wereld die wij willen zien.

En de vraag blijft: "heb ik mijzelf lief?" Heb ik van mezelf leren houden in die zin, dat ik mezelf heb aanvaard en dat ik gelukkig ben met de mogelijkheden die in mij én in mijn omgeving zitten (of: te vinden zijn). En als ik geleerd heb mezelf te accepteren, is de volgende stap de anderen ook te leren aanvaarden zoals ze zijn. Liefhebben betekent de ander aanvaarden zoals hij werkelijk is, zonder daar je eigen voorwaarden aan te verbinden.

Walter Trobisch beschrijft in zijn boek "Leen mij je ogen": "Dit was nu precies een van de problemen van de studente die ons op onze hotelkamer kwam bezoeken. Zij kon met niemand opschieten, noch met haar medestudenten, noch met haar professoren, noch met haar buren, noch met haar eigen familie. Ze zat boordevol vijandigheid en kritiek. Toen wij haar om een verklaring vroegen, wierp zij alle schuld op zichzelf. Ze zei dat zij zichzelf te zeer liefhad, alleen aan zichzelf dacht en ze noemde zich een egoïste. Daarin lag de reden dat zij anderen niet kon accepteren en werkelijk liefhebben. Wij moesten haar tegenspreken. Wij beweerden met stelligheid dat juist het tegendeel het geval was. Het was voor haar moeilijk anderen lief te hebben, omdat ze niet genoeg van zichzelf hield. Het is voor ons onmogelijk de ander te accepteren zoals hij is, wanneer wij niet onszelf hebben geaccepteerd zoals wij zijn."

Wanneer wij in onze samenleving niet altijd die harmonie ontdekken, heeft dat vaak te maken met de manier waarop emoties kunnen geuit worden. Tijdens mijn cursussen kom ik vaak tot de vaststelling dat mensen die edele bedoelingen en verwachtingen hebben, maar niet geleerd hebben van zichzelf te houden, opgezadeld zitten met een diep schuldgevoel. Het is verrassend om te ontdekken dat precies de mensen die niet de minste schuld treft, zo zwaar onder een schuldgevoel gebukt gaan. Dit heeft ongetwijfeld te maken met hun opvoeding, maar het heeft geen enkele zin om in dat verleden te graven en een ander de schuld te geven.

Positieve mensen stellen zich de vraag: "Wat doe ik met de rest van mijn leven?" en dat betekent ook "Wat doe ik met mijn gevoelsleven?" Men moet leren van zijn ervaringen en als intelligente mens in staat zijn om logische conclusies te trekken, en na te denken over zijn leven. Ik ben het roerend eens met Coué die met klem betoogt dat alle dingen in verandering zijn en wegen volgen die we zelf programmeren. Blijf niet stilstaan bij negatieve situaties of gevoelens. Druk je gedachten uit in positieve zin, "laat merken wat je wilt". Zodoende geef je informatie aan je onderbewustzijn, dat, als de tijd er rijp voor is en de gelegenheid zich voordoet, alles in het werk zal stellen om het geprogrammeerde werkelijkheid te laten worden. Programmeer een positieve evolutie op elk facet van je leven. Programmeer gezondheid, geluk, tevredenheid, rust... luister naar je gevoelens. Want waar ligt de grens tussen je gedachten en je gevoelens? Sommige gedachten zijn niets anders dan een vertaling van je gevoelens. Soms worden je gedachten gekleurd door je gevoelens...

Volgens Coué moeten we elke dag, en bij elke negatieve gedachte of gevoel, onszelf op het hart drukken: "elke dag gaat het beter en beter", en hij besluit: "in alle opzichten". Zeker, ook het gevoelsleven kan zijn als een bloem die zich ontsluit en waarvan de schoonheid pas tot haar volle ontwikkeling komt in het geloof van positieve verandering. Veel mensen klampen zich vast aan de associaties en gevoelens die ze oproepen, zelfs al zijn deze tegen henzelf gericht. Ze blijven deze zien als een houvast, hoe onlogisch ze ook zijn. De wil om te veranderen is er. Maar veranderen kost moed. Laten we evenwel niet vergeten dat positieve veranderingen altijd de moeite lonen. Wat kan er ons van weerhouden om een volgende stap te zetten, op weg naar een mooi, harmonisch gevoelsleven. In het besef dat we er als mens mogen zijn, dat we gewoon onszelf mogen zijn...

Liefde is als een verwarmend vuur, en omdat liefde een behoefte is die elk mens voelt, een genezend vuur, zoeken veel mensen ernaar. Maar zoeken betekent niet meteen vinden...

Zoveel mensen zijn ongelukkig, gedeprimeerd of ontmoedigd omdat ze niet de kunst verstaan om te geven met de geestesgesteldheid van een open mens die in harmonie leeft met zichzelf.

Als je besloten hebt om gezond te leven, doe je er alles aan om alle tegen jezelf gerichte gevoelens te laten wegebben en je te richten op alles wat je beter, gezonder en gelukkiger maakt. Je wordt je bewust van je eigenwaarde. Je kent je eigen goede kwaliteiten... Jij alleen kunt dit doen. Het is niet je omgeving die je waarde bepaalt! Je kwaliteiten hebben niets te maken met de al dan niet minachtende opmerkingen uit je omgeving. Niet je omgeving bepaalt wat je waard bent. De waardevolste dingen in het leven laten zich trouwens niet betalen, zijn niet in geld uit te drukken.

Jij, en niemand anders bepaalt wat je waard bent.

Het kan best zijn dat andere mensen overdreven positief op je reageren. Ze

vleien je, hemelen je op. Ook in zo'n gevallen moet je zelf bepalen wat je echt waard bent. Zelfkennis is belangrijk. Het hoort bij het leven, bij mensen die streven naar een "gezond" leven.
Als ik het heb over "schuldgevoelens", dan bedoel ik daarmee een ziekelijk schuldgevoel dat remmend en deprimerend werkt en de eigen persoonlijkheid ondermijnt. Het ondergraaft onze idealen, onze positieve inzet en geeft ons de indruk dat we nog niet genoeg hebben gedaan. Een gezond schuldbesef is normaal en zelfs noodzakelijk in een goed functionerende samenleving. Het gebeurt wel eens dat we ons boekje te buiten gaan en het is niet meer dan normaal dat we daar zwaar aan tillen.

Energievergroter: emotioneel evenwicht, zelfwaardering

Het is een goede zaak dat iemand die "de hoogste gezondheid" zoekt, streeft naar een emotioneel evenwicht. Dit resulteert in een toestand van innerlijke rust. Hoe bereiken we deze toestand? Door af te zien van allerlei toxische stimuli die in onze westerse wereld ons leven domineren: verziekt voedsel, drank, drugs en geneesmiddelen. Deze stimuli verzieken onze gewoonten en ons gedragspatroon.
We moeten een toestand zien te bereiken waarin wij vrij zijn van verslavingen en waarin wij handelen vanuit een besef van eigenwaarde. We moeten waardevolle doeleinden nastreven in ons leven. Daarom moeten we eerst ons lichaam, onze geest en onze emoties zuiveren terwijl we onze lichaamfuncties verbeteren. Zelfwaardering, een gevoel van eigenwaarde: deze begrippen moeten in de plaats komen van verslavende gewoonten die alleen maar leiden tot een neerwaartse spiraal van ellende.
Voor de Gezondheidszoeker is dit van primordiaal belang!

Energievergroter: opbouwende relaties

Opbouwende relaties kunnen vele vormen hebben, zelfs de vriendschap met een hond kan rijk en opbouwend zijn voor beiden. Omdat relaties zo belangrijk voor onze gezondheid zijn, willen we hier de nodige aandacht aan besteden. Ze vormen tenslotte een "Energievergroter" van formaat. Maar ook nu weer: alleen jijzelf kan beslissen welke relaties het belangrijkst zijn, welke opbouwend zijn, en aan welke relaties je wat meer aandacht moet besteden. Begrijp wel dat toxische relaties net zo schadelijk zijn als je voeding! In feite zijn de meeste Gezondheidszoekers het erover eens dat toxische relaties meer dan enig andere energierover leiden tot ontwrichting en (zelf)onderwaardering van een individu.

Prent deze slogan goed in je hoofd, want hij is een ware energievergroter:
schep liefde, geen stress.

Liefde is een sleutelwoord. Hou van... jezelf, als van een mens met allerlei kansen, met hoop en verwachtingen, en deel die hoop en die verwachtingen met anderen,... omdat het zo goed is.

6.

Lichaamsbeweging

Lichaamsbeweging en levende voeding:
het ideale duo voor... gezondheid!
(Opmerking: kies niet voor een overmatig zwaar oefenprogramma als je geënerveerd bent, want rust is de eerste remedie als je geënerveerd bent.)

De voordelen van lichaamsoefeningen voor onze gezondheid worden in ontelbare boeken en tijdschriften onderstreept en beschreven. En toch leidt de gemiddelde burger nog steeds een overwegend zittend leven. Hij vraagt zich dan ook af: "Wanneer heb ik me voor het laatst nog eens een half uurtje in het zweet gewerkt?" Een Gezondsheidszoeker wil de hoogste trap van energie en gezondheid bereiken en ziet er niet tegenop -integendeel- om zich b.v. elke dag van de week een uur in het zweet te werken. Een oefenprogramma is de beste gezondheidsverzekeringspolis die je kunt bedenken!

Aërobische lichaamsoefeningen, een half uur per dag, zorgen ervoor dat het bloedvolume dat van het hart naar de aorta wordt gepompt verschillende malen hoger is, vergeleken met de normale waarden in rusttoestand.
Stel je voor: in enkele minuten tijd wordt iedere cel geheel ondergedompeld in een overvloedige stroom van voedingsstoffen. De verhoogde zuurstoftoevoer verbetert het cellulaire metabolisme. De hogere lichaamstemperatuur mobiliseert de nevenproducten voor een verhoogde afvoer van afvalstoffen. Terwijl iemand die de gehele dag zit zijn toxisch lichaam aan het voeden is, creëert de Gezondheidszoeker die iedere dag zijn lichaam aërobisch gedurende 30 minuten (of meer) laat werken, de ideale voorwaarden voor zuurstofvoorziening naar iedere cel en worden de toxines sneller geëlimineerd. Het concept is simpel: *het verhogen van het bloed- en lymfevolume dat tijdens de lichaamsoefeningen letterlijk de toxines uit de cellen in de bloedstroom stuwt.* Vergelijk het druppelstraaltje van een waterkraan met de krachtige straal van een waterkanon. Welke van de twee zou het vuil beter kunnen wegspoelen, denk je?
Men kan bijna niets beters doen dan zich elke dag flink in het zweet te werken. Als men het ideale voedingsschema volgt, gefeliciteerd! Maar zonder lichaamsoefening kan dit schema op zich geen gezondheid creëren. Ironisch genoeg is het zo, dat 2 à 3 uur lichaamsoefening per dag een vlees- en kook-

voeding-etende atleet - indien deze genoeg rust en slaap neemt - behoorlijk gezond houdt.
We willen nog even wijzen op 2 andere, belangrijke aspecten van het reinigingsproces tijdens lichaamsoefeningen. Ten eerste: zonder ondersteunend zweten, is de eliminatie van toxines vrijwel nihil. Alleen aërobics zal het bloedvolume genoeg doen toenemen om de cellen vrij te houden van toxisch ophopende stoffen. Dit gebeurt bij de ongezonde aanzetting van cellulitis, of bij uiteenlopende huidsymptomen zoals acné en psoriasis. Vergelijk maar met de gezonde rode huid van een Gezondheidszoeker die zich in het zweet werkt. Zijn gezonde kleur is het gevolg van een toegenomen bloedstroom waardoor de zuurstofvoorziening toeneemt en waarbij iedere cel van het lichaam wordt gereinigd.

In het licht van de vele stress-situaties is lichaamsoefening een absolute noodzaak: het is je persoonlijke uitlaatklep!

Zelfs als je geen zin hebt... kom in beweging en je zal zien dat het een goede beslissing was!
Wie gedisciplineerde oefeningen negeert, zal merken dat alle spieren, organen en klieren, en in het bijzonder de bloedsomloop en de ademhaling verzwakken en achteruitgaan. De zenuwenergie zal traag stromen en de eliminatie van toxische stoffen zal vertraagd verlopen. Die leidt geleidelijkaan tot toxemie en ziekteprocessen zetten in. Iemand die veel zit of lui is, loopt een groot risico. Hij is overgevoelig en heeft bovendien een gevoel van minderwaardigheid. Hij is dan ook een ideale kandidaat voor stress- en paniekverschijnselen.
De Gezondheidszoeker is een actief persoon die strak zijn oefenprogramma volgt waardoor methodisch iedere spier, orgaan, klier en systeem in het lichaam worden versterkt. Lichaamsoefeningen verhogen de stofwisseling: de voedingsstoffen-toevoer en de eliminatie-afvoer worden verbeterd. Enervatie en toxemie worden vermeden. Misschien net zo belangrijk als lichamelijke voordelen als hoge energie en gezondheid, is het gevoel van zelfvertrouwen, positiviteit en geluk dat samengaat met echte fitness!

Drie soorten lichaamsoefeningen

1. Rekoefeningen... voor flexibiliteit en beweeglijkheid.
2. Aërobische oefeningen... voor cardiovasculaire fitness en een groter uithoudingsvermogen.
3. Gewichtentraining... voor spierkracht en een groter uithoudingsvermogen.

Al deze oefeningen zijn natuurlijk bedoeld om meer snelheid, een betere coördinatie, meer spiertonus, een beter evenwichtsgevoel en een betere uitstraling te krijgen. Als gezondheidszoeker zou je er goed aan doen om de oefeningen geleidelijk aan op te bouwen en een persoonlijk oefenschema uit te werken dat je nauwkeurig aanhoudt. Je zult merken dat dit resultaten oplevert als ... je iedere nacht in een diepe slaap valt en 's morgens uitgerust wakker wordt, "klaar om erin te vliegen", en als je het *verhoogde energiegevoel* de hele dag door blijft hebben.

Gewichtige dingen... lichaamsbeweging en gewichtsmanagement

Figuurlijke definitie van de "*Vet-o-staat*"

Net zoals de hersenen een "appetitostaat" hebben om het eetlustniveau te controleren, zo kunnen we ook stellen dat het lichaam een "Vet-o-staat" heeft om het vetniveau te controleren. Dit is geen wetenschappelijke definitie, maar een visuele voorstelling van een "Vet-o-staat" en een hulpmiddel om de Gewichtsconditie-theorie te begrijpen.

Net zoals een kamerthermostaat de temperatuur van het hele huis regelt, is de "Vet-o-staat" ergens binnen in het menselijk lichaam geplaatst, en regelt hoeveel vet er aanwezig zou moeten zijn op ieder willekeurig moment. Op dezelfde manier als de kamerthermostaat in ons huis op "hoog" kan staan en grote hoeveelheden brandstof verbrandt, zo kan ook de "Vet-o-staat" geregeld worden om dag en nacht brandstof te verbranden.

"Het vet zo maar even opbranden" is echter helemaal niet zo makkelijk als het lijkt.

Natuurlijk is het zo dat de vet-conditie van ieder mens wordt bepaald door het voedsel dat hij of zij eet, de hoeveelheid rust en vasten, door de levenswijze - maar net zo goed door onze genetische predispositie. Je kunt niets anders veranderen dan de stand van de "Vet-o-staat"... en je zult gestadig en gezond gewicht verliezen!

Stel je eens voor wat er gebeurt als de gezondheidszoeker beslist om beide - de ideale voeding en het oefenprogramma - te combineren... consequent, vastbesloten en met toewijding! Het verse voedsel, plus een lager staande "Vet-o-staat"! Je droom om je geweldig te voelen en er goed uit te zien zal met de dag meer en meer werkelijkheid worden!

Waar precies zit nu deze zogenaamde "Vet-o-staat"? En hoe kan hij lager worden gezet?

Hoe je vet-thermostaat lager zetten?

Wat nu volgt is een opsomming van citaten door de auteurs van het boek van drie artsen, Dennis Remmington, Garth Fisher en Edward Parent.

"Het is duidelijk, dat het lichaamsvet geregeld wordt door een controlecentum in de hersenen dat omschreven kan worden als een "gewichtscontrolemechanisme" en dat de hoeveelheid lichaamsvet beveiligt volgens wat het als

ideaal beschouwt voor onze behoeften. Het houdt zich bezig om dat niveau in stand te houden."
Met andere woorden: het lichaam is als het ware ingesteld op een bepaalde stand om op een bepaald gewicht te blijven. Verder is het zo dat het lichaam alles doet om dit gewicht na te streven. Dit vet-niveau – en dus het gewichtsniveau – waarvoor het gewichtsregulatie-systeem kiest, wordt de gewichtscontrole-stand genoemd. Het is het gewicht waar het lichaam automatisch op aanstuurt en waar het gewoon op blijft staan, ongeacht hoeveel je eet of oefent, hoe je ook leeft, ongeacht of je veel of niet de minste aandacht aan voeding, oefening of gewicht besteedt.
Dit gewichtregulerend mechanisme controleert het lichaamsgewicht op twee belangrijke en kritische manieren.
Ten eerste: je persoonlijke gewichtsstand heeft een grondige invloed op de hoeveelheid voedsel die je eet, wat de eetlust laat toenemen of afnemen, zo veel als nodig is om de gewichts-stand te behouden.
Ten tweede: je persoonlijke gewichtsstand kan systemen in het lichaam aan het werk zetten om excessieve energie te verbruiken als je je overeet, of energie bezuinigen als je te weinig eet.
Gebaseerd op de voedingsstoffen-behoefte krijg je een boodschap om te gaan eten. Terwijl je absoluut geen controle hebt over de aandrang om te eten, heb je wel controle op de manier waarop je met deze behoefte moet omgaan. Je beslist wanneer en wat je gaat eten, en hoeveel.
Als je consequent minder zou eten dan je gewichtsstand verlangt, kan de drang om te eten zo sterk worden dat het bewuste deel in je niet langer onder controle kan gehouden worden, en je zal dwingen om hoeveelheden en soorten voedsel te eten die de gewichtsstand hoger duwen.
Dit is de reden waarom veel voedingsdeskundigen claimen – en zo is het ook! –
"Dat diëten niet werken."
"Het gewichtsreguleringsmechanisme kan systemen in je lichaam in werking zetten om energie te besparen of zich van energie te ontdoen".
Van deze systemen begreep men weinig in het verleden, maar nu is het vrij duidelijk waarom sommige mensen een beetje eten en gewoon dik blijven, terwijl anderen veel eten en toch geen gram bij komen.
"Het eerste systeem dat er voor zorgt dat je lichaam energie moet conserveren of zich ervan moet ontdoen (aankomen of gewicht verliezen), wordt geregeld door de hoeveelheid voedsel dat je eet."
Grote hoeveelheden voedsel verhogen de maatstaf volgens dewelke je lichaam calorieën verbrandt. Dankzij een uitgebalanceerd oefenprogramma zal je verbranding verbeteren en krijg je meer vat op je stofwisseling. Een voeding die rijk is aan harmoniërende enzymen zal je helpen om je evenwicht te vinden en zal je lichaam in een gezonde conditie brengen. Zodoende kom

je in de buurt van je ideale gewicht.

Energievergroter: oefening & lichaamsbeweging

Deze energievergroter is zo essentieel voor de gezondheid dat deskundigen een levenswijze, gekenmerkt door inactiviteit en ziekte "hypokinetische ziekte" noemen.
De gezondheidszoeker kent drie soorten oefeningen die gemeenschappelijke kenmerken en voordelen hebben. Deze drie vormen van beweging zijn in gelijke mate noodzakelijk voor een totaal gezondheidsprogramma: rekoefeningen, aerobische oefeningen en gewichtentraining.
Dus: strek, zweet, en span je spieren in! Erover lezen alleen helpt niet. Kijken hoe anderen zich uitsloven helpt jou geen centimeter verder. Alleen als je zelf in actie komt, kan je de theorie van dit boek in daden omzetten en merken dat het helpt. Bewegen? Doe het zelf!

7.

Zonlicht

Energievergroter: voldoende zonlicht en natuurlijk licht

Zonlicht is een onontbeerlijk voedingsmiddel! Het menselijk lichaam heeft natuurlijk zonlicht nodig, dat op twee manieren opgenomen wordt: via de huid en via de ogen (een zonnebad mag nooit geïnterpreteerd worden in de betekenis van: "lang, onverstandig, uren dwangmatig zonnebruinen").
Het ideale zonnebad zou niet langer mogen duren dan 40 minuten (voorkant 20 minuten, achterkant 20 minuten) en in de hete zomermaanden liefst voor 10 uur 's morgens, en na 15 uur 's middags.
Het zonlicht is zó heilzaam voor het menselijk lichaam dat men wel een boek kan schrijven over de heilzame werking ervan. Laten wij volstaan met te zeggen dat zonlicht een energievergroter is vanwege zijn directe invloed op de mogelijkheid om voedsel te verteren en de voedingsstoffen eruit te assimileren. Meer in het bijzonder maakt het zonlicht het voor het menselijke lichaam mogelijk om calcium beter te assimileren en kan daarom in nauw verband gebracht worden met de gezondheid van bot- en kraakbeenweefsel. Zonlicht bevordert ook de aanmaak van rode bloedlichaampjes en belet dat er anemie optreedt. Verder is het zo dat er vitamine D wordt gevormd als er zonlicht op de huid valt. Dr. Zame Kime haalt in zijn legendarische boek "Sunlight" ontelbare andere voordelen aan van zonlicht.. Zo wordt er momenteel onderzoek gedaan over het teruglopen van arthritische pijnen door zonlicht dat in zijn gehele golflengte via de ogen wordt opgenomen. Om al de redenen die in Dr. Kimes boek worden opgesomd, moeten de gezondheidszoekers leren om regelmatig en kortstondig een zonnebad te nemen. Zij moeten ook leren hun zonnebril thuis te laten, omdat men er achter is gekomen dat zonnebrillen de golflengtes uitfilteren uit het volle lichtspectrum, en dit volle spectrum juist op allerlei subtiele manieren zeer gezondheidsbevorderend is. Denken we maar aan de recente studies over de invloed van melatonine. Melatonine die ons lichaam zelf aanmaakt, past in het geheel van activiteiten van dat lichaam, indien nauwkeurig gedoseerd en op de juiste wijze toegediend, zoals alleen de natuur dat doet.
Zonlicht speelt een belangrijke rol in de genezingsprocessen van een aantal ziektes. Een goed zonnebad genomen op het juiste moment en van de juiste duur terwijl men rust, verhoogt de metabolische functies, de bloedsomloop en de zuurstofdragende kracht van het bloed, dat op zijn beurt het proces van toxische eliminatie versterkt. De zenuwenergie wordt na ieder zonnebad groter.

Zonaanbidders plegen roofbouw op zichzelf door vele uren te "kanker-bakken". De zonnebad-dwanggedachte is de primaire oorzaak van melanoom, de ernstigste vorm van huidkanker.
Huidkanker heeft een incubatieperiode van ongeveer 20 jaar en vrouwen lopen twee maal zo veel risico erdoor getroffen te worden als mannen. Er bestaat geen twijfel over dat dit komt doordat het huidweefsel van de vrouw extra gevoelig is. In ieder geval: zonaanbidding is een risicofactor geworden. Dit is evenwel geen probleem voor de commercie, want de verkoop van zonnebrillen, zonnebrandfilters, zonnelotions, zonnebedden en vakantiereizen naar zonnige eilanden moet doorgaan. De UV-straling op de "bruiningsboten" is 4 maal zo hoog als in andere omstandigheden.
Zelfs al leidt zonnen niet altijd tot huidkanker, dan blijft het een ongezonde zaak. Overdadig zonnen leidt tot een voortijdige veroudering van de fijngevoelige weefsels van het gezicht! Sommige zonnekloppers hebben een huid die hen er 20 jaar ouder uit laat zien.
Als gezondheidszoeker zal je gematigd zonnebaden, geen zonnebril opzetten en een hoed dragen om je gezicht tegen de zon te beschermen. Zorg ervoor dat je lichaam de kans krijgt om regelmatig zonlicht te capteren. Veertien dagen bakken in de zon en de rest van het jaar niets meer, is dus niet de ideale oplossing.

De huid en de zon

De huid die verschillende lichaamseigen oliën bevat, kan vitamine D synthetiseren door het opvangen van zonlicht. Dankzij deze vitamine D kan het lichaam zijn calcium-balans handhaven.
Naar onze mening heeft men altijd te weinig aandacht besteed aan de genezende kracht van de zon voor de huid. Daarom willen we wat dieper ingaan op het effect van zonnestralen op de instandhouding van onze gezondheid.
De artsen wisten vroeger al dat zonneschijn het machtigste medicijn ter wereld is. Niets heeft zo'n weldoende invloed op het gemoed. Na een druilerige sombere periode leeft alles weer op bij een heldere hemel. De aangename kleuren en de verandering van het weer spelen een grote rol in het leven van de mens.
Wij weten nu dat zonnestralen kiemdodende eigenschappen hebben en dat ze de pathogene bacteriën die eventueel voorkomen op de huidoppervlakte bij een verstoorde huid-pH en bij een algemeen verstoord evenwicht, tot ongevaarlijke concentraties kunnen herleiden. Als het lichaam goed gevoed is, zal de huid dat aangeven. Het spreekt echter vanzelf dat men ook te veel aan de zon kan blootgesteld worden.
Onze huid heeft een natuurlijke barrière tegen de overabsorptie van UV-stralen die de huid doen verkleuren. Studenten van de LevensWetenschappen

weten dat het beter is als de huid slechts geleidelijk bruin wordt en dat het onverstandig is om een heel jaar zo goed als integraal bedekt te zijn om zich vervolgens twee weken per jaar te laten bakken in de brandende zon en dan nog meestal op het heetste moment van de dag.
Ideaal is het als men zich van kindsaf aan voorzichtig bloot stelt aan de zon en dat een leven lang kan volhouden.
Een diepbruine huid is een indicatie van natuurlijke bescherming. Waarschijnlijk kan een reeds mooi gekleurde huid gedurende een langere periode aan de zon blootgesteld worden dan de huid van (de meeste) mensen met een lichte huid, die geen ervaring hebben met zonnen, of mensen die zich niet op hun gemak voelen in de zon of snel verbranden.
Onze ervaring is dat tal van mensen die verwachten dat ze niet bruin zullen worden daar toch in slagen, dankzij een weloverwogen programma waarbij het lichaam elke dag een beetje meer aan de zon wordt blootgesteld. Ons lichaam heeft zon nodig, want dat is een vitaal deel van de voeding van de huid. Zonder zon kan een huid niet volledig gezond zijn.
Dr. Shelton zegt hier het volgende over: "Een lichte huidskleur is in zekere zin een bewijs van een verminderde gezondheid".

Zonnebaden... kan dat wèl?
naar een artikel van T.C. Fry in "The Wellness Messenger"
"Nog maar pas was de zon in haar volle kracht ontloken in de maand april - we noteerden uitzonderlijk mooie dagen en temperaturen - of we kregen al te horen dat we moesten voorzichtig zijn met zonnebaden... want daar kreeg je huidkanker van! Misschien heb je dat ook wel ooit te horen gekregen... en heb je die onheilsprofeten naar de hel gewenst... nu het eenmaal mooi weer is, blijf uit de zon..."
"***Ontdek de enorme voordelen van zonneschijn in je leven! - Kan zonlicht kanker veroorzaken?***"
T.C.Fry begint met een citaat van Dr. Bernarr Zovluck: "Het kan worden aangetoond dat zonneschijn geen huidkanker veroorzaakt, maar veeleer helpt om die te genezen!"
"*In dit artikel wil ik bewijzen dat zonneschijn eerder huidkanker geneest dan die te veroorzaken. Ik zal bewijzen dat zonneschijn geen rimpelvorming of uitdroging veroorzaakt, maar resulteert in een grotere huid- en spiertonus. Deze problemen worden op een ziekelijke manier toegeschreven aan zonnebaden, terwijl ze in feite worden veroorzaakt door ongezonde praktijken en reacties op diverse stoffen die in het lichaam worden gebracht, terwijl zij er niet thuis horen. Om dit te begrijpen is het belangrijk dat men iets van de natuurlijke gang van het metabolisme afweet.*
Ik neem elke dag een zonnebad, naakt, tijdens de middaguren, het heetste

deel van de dag.
Zonnebaden hielp de huidkanker te genezen van o.m. Dr. Harland G.Call. Twee artsen stelden vast dat hij huidkanker had. Een van hen was een chirurg die pleitte voor een chirurgische ingreep. Toen de artsen hem later onderzochten, was de huidkanker verdwenen zonder operatieve ingreep.
Een andere man kreeg de diagnose 'huidkanker' te horen. De oncoloog zag een operatie als de enige juiste weg, doch de patiënt wees deze oplossing van de hand. Hij ontving een brief van de beroemde Dr. John Ott die hem adviseerde om naakt te zonnebaden. Na vijf maanden was zijn huidkanker volledig verdwenen en kon hij ook weer normaal zien, zonder bril.
"Kanker verdwijnt door zonnebaden", schreef de onderzoeker Dr. Kime die had ontdekt dat wie méér zonneschijn kreeg, minder kans op kanker had. Zonnebaden geeft het lichaam de kans om zichzelf te genezen door zijn vitaliteit, met name zijn defensieve mogelijkheden (verkeerdelijk immuunsysteem genoemd) aan te wakkeren. De gerevitaliseerde witte bloedcellen vernietigen kankercellen terwijl ze het lichaam buitengewoon grondig reinigen. Dit uiteraard in combinatie met een rauwe voeding, zuurstof-inbrengende lichaamsoefening, deugddoende slaap, een positieve ingesteldheid, of, om dit alles onder één noemer te brengen: een 'gezonde levensstijl'.
Zonlicht is dus een weldaad voor ons lichaam.
Natuurlijk zal chronische zonnebrand resulteren in vrije radikalen die sommige van onze lichaamscellen deformeren waardoor deze uiteindelijk een eigen leven gaan leiden. Deze parasitaire cellen bestaan van de vloeistoffen en de voeding van het lichaam waarvan ze eens onderdeel uitmaakten. Buiten de controle van het lichaam putten deze cellen het lichaam uit. Zonlicht maakt het je lichaam mogelijk de vrije radikalen en carcinogenen uit je lichaam naar de huidoppervlakte te brengen om ze te verwijderen.
Als ondanks deze processen toch kanker ontstaat, dan is dat huidkanker, waar anders een andere vorm van inwendige kanker was ontstaan. Door vitaliteitsregenererende factoren zoals zonlicht, slaap, rauwe voeding, een prettige sfeer thuis, etc. kan het lichaam al zijn krachten verzamelen om af te rekenen met de vreemde kankercellen, vrije radikalen, afvalstoffen van gekookte voeding, carcinogene bijproducten van verhitte eiwitten en vetten, rottingsstoffen etc."
T.C. Fry ziet in gekookte voeding de hoofdoorzaak van kanker. Verhitte voedingsstoffen hebben hun anti-oxidanten waaronder vitamine C en E grotendeels vernietigd of verloren. Het eten van voedingsmiddelen waartoe het lichaam biologisch niet of onvoldoende is uitgerust om ze te verteren en op te nemen kan kanker veroorzaken. Zelfs voor hoogonverzadigde vetzuren geldt dit ten dele. Zelfs aangebracht op de huid, kunnen vetten en oliën, net als zonnecrèmes en cosmetica resulteren in huidkanker. Steeds meer wint de

overtuiging veld dat het misschien wel de huidcrèmes zijn die de oorzaak zijn van dieper liggende problemen. Deze crèmes zijn vooral bedacht voor mensen die jojo spelen met hun huid. Mensen die hun huid gedurende lange periodes willen blootstellen aan de zon - zonder enige voorbereiding - kunnen beter zo'n crème aanbrengen dan verbranden.
"Het onderdrukken van de vitale inspanningen van het lichaam zelf om zich van de nodige beschermingsstoffen te voorzien veroorzaakt een opeenvolging van effecten. Het lichaam zoekt zelf uit op welke manier het zich kan beschermen. Het zet het lichaamscholesterol om in vitamine D, het brengt zelf zonnefilters aan de oppervlakte van de huid die de huid donkerder maken enzovoort. Het onnatuurlijke leven waarbij mensen het grootste deel van het jaar volledig bedekt zijn en zich niet willen blootstellen aan echt zonlicht, én de ontwaarding van de voeding, die de kwaliteit van gesublimeerd zonlicht had moeten behouden, zorgen ervoor dat mensen nog nauwelijks zonlicht verdragen."
De zon is een ongelofelijke hulp voor wie streeft naar een beter leven. Stel je lichaam zo vaak mogelijk bloot aan de zon, met inachtneming uiteraard van de nodige voorzorgsmaatregelen. Aarzel niet, je moet ook dit per slot van rekening zelf doen!

8.

Lichaamsreiniging

Voor mensen die gezond willen worden is een goede lichaamsreiniging essentieel. Uiteraard gebeurt dit in de eerste plaats door het reduceren van de toevoer van toxische stoffen. Alle risico's die eerder in dit boek aan bod zijn gekomen, dienen verminderd of totaal afgeschaft. Verder is het nodig ervoor te zorgen dat alles in je lichaam gesmeerd loopt. Zodoende produceer je geen tegen je leven gerichte afvalstoffen in je lichaam. En wat er niet in zit, hoeft er ook niet uit.

Lichaamsintoxicatie is een veel hardnekkiger kwaal dan de meeste mensen denken. Er zijn op het vlak van gezondheid maar weinig onderwerpen waarvan de betekenis zo onderschat wordt. Dr. Tilden schreef alle chronische ziekten toe aan intoxicatie en elke ziekte zag hij als een "plaatsvervangende eliminatie". Dit onderwerp verdient om nader bestudeerd te worden. We geven hierbij alvast enkele adviezen en tips die een eerste stap zijn op de weg om een zuiver lichaam te krijgen.

"Vasten was al in zwang voor er dokters bestonden. Het is ettelijke eeuwen oud. Toen men de waarde van kruiden ontdekte en die in allerlei bereidingen werden toegepast en aan mensen waardigheid, macht en geld konden verschaffen, werd het medisch beroep geboren. Nu, natuurlijk, is het allemaal chemisch. Als het lichaam aangeladen raakt, en de eetlust vermindert, is het lichaam overbeladen en zal het acties ondernemen om zich vrij te maken van zijn overlast. Hoe gebeurt dit?

- door braken en misselijkheid,
- het lichaam wekt koorts op om de reinigingsactiviteiten te bespoedigen en de darmen te openen met diarree,
- de nieren werken harder (veelvuldig urineren) om het lichaam te zuiveren van zijn toxisch materiaal,
- al de excretie-organen gaan aan het werk om de toxines uit te drijven,
- de huid opent haar poriën, de toxines vloeien naar buiten (zweet),
- de longen geven meer toxines vrij,
- de ogen worden rood en scheiden traanvocht af,
- de neus loopt, en door te hoesten, wordt slijm afgescheiden,
- de symptomen kunnen vergezeld gaan van hoofdpijn, wanneer de vergiften (toxines) met de bloedstroom ook door de hersenen komen,
- vermoeidheid doet zich voelen, men verlangt naar slaap,
- iedere spier of been kan pijn doen.

Klinkt dit vertrouwd? *Al deze symptomen vertellen je dat je rust nodig hebt en dat je je lichaam aan zichzelf moet overlaten.*
"Wat doen wij eraan?" vraagt Ralph Rasschig zich af. "We hebben op TV al die aankondigingen gezien, in de kranten, radio en magazines hebben we er heel wat over gelezen... Wanneer je al die symptomen hebt van verkoudheid of griep, heb je een bacterie, microbe of virus 'opgeraapt' en die moet je doden of ze krijgen jou wel klein... snel, haast je en haal "Super X", het antibioticum of een andere bereiding... Je gaat naar huis met een tas vol gepatenteerde medicijnen. Als één medicament goed is, dan is twee nog beter en vier uiteraard nóg beter. De symptomen verdwijnen en je denkt dat de medicijnen je goed gedaan hebben, want alles lijkt nu weer in orde. Je hebt de symptomen verzacht, of onderdrukt, en je hebt het reinigingsproces afgebroken. De verkoudheid was je genezing. Onthou dit, want het is belangrijk: "*de verkoudheid is genezing!*"

Pijn wordt veroorzaakt door een zich opstapelen van toxines. Als je de pijn onderdrukt met drugs, bouw je voor jezelf een toren van toxines die tumoren en kankers voortbrengen. *Vroeg of laat moeten de opgestapelde toxines eruit of je moet de gevolgen dragen: chronische ziekten en een voortijdige dood.*
Laat je niet misleiden door statistieken die vertellen dat de levensduur langer wordt. Jazeker, er zijn meer mensen tegenwoordig. Als gevolg van het gebruik van drugs zijn er ook meer ziekten dan ooit omdat er meer drugs zijn dan ooit tevoren.
Drugs en toxines veroorzaken ziekte. Of je begint nu af te rekenen met de opstapeling van toxines of je sterft omdat je lichaam niet meer in staat is er zich tegen te verweren. Als het niet meer tegen toxines of drugs is bestand, zal het deze ergens achterlaten en ze inkapselen om ze later te behandelen.
De inkapseling noemen we de tumor. Terwijl de toxines vermeerderen, groeien de tumoren en krijgen ze nog de naam "goedaardig" opgeplakt.
Goedaardige tumoren zijn builen, knobbels, vergroeiingen, knopen,... van toxische overblijfselen die in de cellen opgeslagen zijn, of ingekapseld zijn om schade in de nabije toekomst te beperken. Ze blijven altijd potentieel gevaarlijk als ze niet uitgescheiden worden.
Operaties nemen de oorzaak van de ziekte niet weg. Operaties zijn dan ook niet het juiste antwoord op het probleem. Wanneer je één tumor hebt die je kent zijn er misschien duizenden andere die je niet kent en er is in de hele wereld geen enkele apparatuur die ze kan opsporen. Maar wees ervan overtuigd dat het lichaam in al zijn intelligentie weet waar het al zijn ongewenst materiaal heeft opgestapeld. Het is nooit één enkel orgaan dat getroffen is, maar àlle, zonder enige uitzondering. Als de lever beschadigd is, mag je er zeker van zijn dat het hele lichaam op de een of andere manier schade lijdt.

Wanneer je een vals gebit hebt of een bril draagt, dan weet je dat een vals gebit in je mond doen de degeneratie niet stopt, en evenmin is je bril een genezing voor je oogprobleem. Gewoonlijk moet je enkele jaren later terug naar de tandarts om je gebit aan te passen en moet je terug naar de oogarts die je sterkere glazen voorschrijft. Kijk eens om je heen en zie hoeveel mensen een bril dragen... nu, met contactlenzen, is het al moeilijker om ze te tellen. Het is nooit één orgaan dat getroffen is. We zien zelfs dat één persoon meestal aan meerdere kwalen lijdt. Dit zijn allemaal symptomen van dezelfde ziekte, gelokaliseerd op verschillende plaatsen.
Symptomen hebben een doel. Ze zijn bedoeld als waarschuwing dat er iets fout loopt. Je moet niet tussenbeide komen in het natuurlijk functioneren want dan dreig je later met nog meer problemen te worden geconfronteerd. *Geef de natuur een kans en doe niets anders dan slapen, gedistilleerd water drinken - tot de honger weer optreedt. Laat moeder natuur haar zuivere huishouding doen. Na enkele dagen gaat men terug over op vloeistoffen en dan weer op vaste voeding. Het lichaam zal weer beter zijn. De pijnen verdwijnen en je weet zeker dat je de juiste dingen doet. Door vasten bouw je op - je breekt met de opstapeling van toekomstige ziekten!*
Denk maar aan de vele keren dat je verkoudheden, kinderziekten en andere klachten hebt onderdrukt in plaats van aan zuivere lichaamsreiniging te doen. Als we maar hadden geweten wat ziekte werkelijk is, dan zouden we niet meer in de conditie zijn die we nu hebben. Laten we diezelfde fouten niet meer maken! Geef de natuur een kans om ongehinderd haar werk te doen - zonder drugs en medicijnen die het reeds vergiftigde lichaam nog meer vergiftigen.
De medische wereld gelooft dat je een gif moet bekampen met een gif. Maar dat is een verkeerde opvatting. Vergiften toegevoegd aan een reeds vergiftigd lichaam zorgen alleen maar voor dubbele ellende. Vererger je problemen niet door pijnstillers te nemen tegen pijnen en ziekte. *Een goede raad: tegen pijn - DOE NIETS - ga naar bed, drink alleen zo zuiver mogelijk water, zo dikwijls en zoveel je zelf wilt.*

Open wonden die niet genezen, etterende wonden, enz. zijn tekens van zweervorming. Andere vormen zijn o.m. maagzweer, aambeien, uitslag, builen, karbonkels, eczemen, psoriasis, herpes, en andere laesies. Als deze uitwendig behandeld worden met zalven en applicaties, medicijnen en cortisone, ga je niet terug naar de oorzaak, maar behandel je alleen symptomen...
Door het stopzetten van de lichaamsactiviteit waarbij het probeert om toxines af te voeren door zweervorming, zal het lichaam gedwongen zijn de toxines te concentreren in knobbelvorming. Dit is het stadium van *verharding*. Dit gebeurt als het lichaam de ingebrachte vergiften concentreert in de zwakste

organen en ze inkapselt om verdere ogenblikkelijke schade te voorkomen. Deze inkapseling wordt 'tumor' genoemd. Als meer vergiften toegevoegd worden aan de tumor, zal hij groeien. Wie de tumor laat verwijderen verhelpt daarmee niet de oorzaak. Kan je dat begrijpen? Tumoren en gezwellen in de borstklieren worden opgelost en terug in het systeem genomen tijdens een vastenperiode, waarbij een nieuwe kans wordt gegeven om zich van vergiften te ontdoen. Tumoren zijn altijd gevaarlijk omdat ze het vermogen hebben om door te groeien tot zij de omliggende celstructuren beschadigen en uiteindelijk als kanker worden gediagnostiseerd.
Kanker is het laatste stadium van ziekte. Als het eenmaal zover is valt er niet veel meer te doen. We moeten daarom kanker voor zijn en daar komen vaak veel vastenperiodes aan te pas, al naargelang het stadium van ziekte waarin we zijn terechtgekomen.
Er zijn maar weinig "zuivere" mensen, d.i. mensen die kunnen stellen dat ze geen accumulaties in hun lichaam hebben... Er zijn dus maar weinig mensen die kunnen zeggen dat het overbodig is dat ze vasten.

Er zijn veel mensen die roken en die via allerlei wegen en hulpmiddelen proberen af te komen van deze vervelende verslaving... Vasten is de beste en ook veiligste methode om van het roken af te komen.
We zouden nog even kunnen doorgaan, maar het voornaamste is gezegd. Tabak is gevaarlijk, niet alleen voor de gebruiker maar ook voor zijn omgeving. Als je houdt van je vrouw, je man, je vriendin of vriend, je kinderen... stop dan met roken. Het is een dure maar vooral schadelijke gewoonte die je meer geld kost dan de prijs die je voor een pakje sigaretten moet betalen. De prijs die je tenslotte betaalt valt véél hoger uit: denk maar eens aan alle pijn en ellende, aan de doktersrekeningen, het ziekenhuis... Ook al ben je zo rijk dat je alle tabak van de wereld kunt kopen, het betekent nog niet dat je je die sigaretten kunt veroorloven. Want tabak is als een ratelslang. Voor je het weet, bijt ze je. En dan kan je het verder wel vergeten.

Beter worden... wanneer?
De grote vraag bij het gezondheidsproces is: "Hoe lang zal ik eraan moeten werken om mijn gezondheid terug te winnen?" Het antwoord luidt: "De rest van je leven". Je moet leren leven in overeenstemming met de natuurwetten en je eraan houden. Elke afwijking is tegen deze wetten. Wil je gezondheid of ziekte? Maak een keuze, het is zo simpel als wat. Oefening, oefening, oefening, daar gaat het om. Je moet ergens beginnen.
De beste manier is de volgende: neem pen en papier en schrijf alle ziektesymptomen op die je nu hebt. Schrijf alles op waar je aan denkt, of wat je geregeld opmerkt. *Maak de inventaris van je leven.*

Sla morgenvroeg je ontbijt over of eet alleen maar een klein stukje fruit. Als middagmaal eet je een peer of een kaki en als avondmaal een paar sinaasappels. De volgende dag blijf je zolang in bed liggen als je wil en je drinkt alleen gedistilleerd water als je daar zin in hebt. Elke dag overloop je je inventaris en voeg je er meer of minder symptomen aan toe. Hoe ziet je inventaris eruit na ongeveer vijf dagen op alleen maar gedistilleerd water met overvloedige rust (zonder TV)? Onderbreek nu even je vasten.
Neem alleen 50 cc. versgeperst sinaasappelsap, om de twee uur. De volgende dag eet je volledige sinaasappels, om de vier uur. De derde dag kan je weer wat fruit eten en wat groenten zoals sla en selder. Houd je conditie in de gaten. Probeer te leren van deze ervaring. Houd je inventaris bij. Walt Whitman zei ooit: *"Ik leef om het leven te beheersen, niet om een slaaf te zijn, om het leven te ontmoeten als een overwinnaar, en niets uitwendigs zal ooit mij besturen."*

Honderdduizenden mensen zijn genezen door de natuurlijke geneesmethode die niets anders inhoudt dan vasten, de juiste combinaties kiezen, lichaamsbeweging, zonneschijn, zuivere lucht en zuiver water.
De medische wereld is nog altijd aan het zoeken naar een wonderdrug of vaccin om haar patiënten te genezen.
Verzekeringsmaatschappijen spelen een dubbel spel. Ze zijn er niet voor je gezondheid maar voor de ziekten en om de dokters en ziekenhuizen te garanderen dat ze zullen betaald worden. Verzekeringsmaatschappijen betalen je niets als je gezond blijft. Ze betalen alleen in geval van ziekte.

Energievergroter: reinheid van het lichaam van binnen en van buiten!

Externe reinheid: dit houdt in, de normale, natuurlijke zorg, besteed aan het lichaam, zoals het wassen van het lichaam en het haar, schone nagels en gepoetste tanden. Vrijwel iedereen zal de simpele hygiënische maatstaven die deel uitmaken van deze eerste energievergroter moeiteloos kunnen toepassen. Voor niet-hygiënisten is dit de enige bekende vorm van reinheid! Mensen uit de zakenwereld hebben ons verzekerd dat niemand mag nalaten "rein" te zijn. En ze bedoelen dan externe reinheid. De buitenkant dus. Aan het misselijke en schreeuwerige spervuur van advertenties met beloftes van gesimuleerde, deodoriserende, steriliserende, sexualiserende en romantiserende effecten zal wel nooit een einde komen. Eigenlijk is er voor gezondheidszoekers die inwendig rein zijn, geen reden om deze externe "schoonmaakmiddelen" aan te schaffen, uitgezonderd een beetje zeep en tandpasta misschien! En zeker is het zo dat het gezondheidsengagement hen verder gebracht heeft dan het illusoire denken dat reinheid, sex-appeal en romantiek in een potje of flesje kan aangeschaft worden.

Interne reinheid: dit betekent het schoonhouden van de lichaamsweefsels en -vochten door deze vrij te houden van toxische ophopingen, het vermijden van toxemie en enervatie en het handhaven van een hoge reserve-zenuw-energie.
Stelregel van de energievergroters: gebruik een beetje zeep en water aan de buitenkant, en vermijd auto-intoxicatie aan de binnenkant!

"Wat nier en blaas niet kunnen uitscheiden,
gaat via de darm.
Wat deze niet meer kan uitscheiden,
gaat via de longen.
Wanneer ze alle tesamen onvoldoende giften uitscheiden,
dan verloopt de uitscheiding tenslotte via de huid.
Wat via de huid niet meer uitgescheiden kan worden,
brengt tot slot de dood."
Chinese medische leerstelling van 2000 jaar geleden.

9.

Waardering - esthetisch beleven Tevreden zijn - gezonde gedachten

De mens is wat hij in gedachten is. Dat geldt voor jou en voor mij. Gezondheidszoekers, onderweg naar een beter leven, weten dat hun gedachten een grote kracht vormen en dat deze gedachten bestuurd kunnen worden. Denken is een fantastische functie, vooral als je ontdekt dat je er een machtig instrument van kan maken dat de kwaliteit van je leven kan verbeteren! Ben je niet tevreden? Verander je gedachten! Richt je energie niet langer tegen je zelf, maar in functie van het verwezenlijken van je dromen, wensen, doelstellingen...

Positief denken, omdat je zelf de waarde van die dingen bepaalt, omdat je een totaal eigen visie hebt ontwikkeld. Positief denken, omdat het je leven mooier en aantrekkelijker maakt. Het maakt je leven lichter, plezieriger en uitdagender.

Positief denken, dat is zoiets als de hemel aanschouwen, de seizoenen intensief beleven, verder kijken dan je eigen neus. Echt leven is beseffen dat er nog andere mensen zijn en dat je doel in hen besloten is. Het is een kunst om het kleine eilandje van ons eigen ik te verlaten en de stap te wagen naar de andere. Samen op weg gaan, elkaar leren kennen, begrijpen, waarderen. Het goede in iemand kunnen zien. Die andere mens is niet perfect en dat bepaalt onze manier van kijken: zien we in hem of haar fouten en gebreken of zien we positieve, goede eigenschappen? Hebben we een gemeenschappelijk raakvlak?

Wie hoge eisen stelt, ontzegt zichzelf de vreugde van vrije communicatie, verliest zijn geloof in de mensheid en ziet alleen maar angst en zwakheid.

Terecht vragen wij: hoe kijk je? Of beter: wat zie je? Of, als het gaat om dit boek: hoé lees je? Dit boek is niet perfect. Het is onvolledig en misschien te versnipperd vanwege zijn brede kijk op de talrijke factoren die van invloed zijn op onze gezondheid... En toch kan je er een boodschap in vinden... een positieve boodschap. Een boodschap van hoop op een goede gezondheid. Gezondheid, door jezelf geschapen, die je te danken hebt aan levende voeding, aan beweging, een goede ademhaling, licht en rust...

De mooiste boodschap gaat verloren als zij niet wordt gehoord of verkeerd wordt begrepen. Het mooiste landschap verdwijnt aan ons oog als we alleen maar kijken naar de onweerswolk die erboven hangt. Ook al kan die wolken-

hemel machtig indrukwekkend zijn, ook al kunnen wind en storm een uitdaging zijn... het is altijd de mens die kijkt. Hij, en alleen hij maakt uit wat het hem doet.
Is ons leven geen voettocht, een pelgrimstocht door de woestijn van de wereld? Een zoektocht naar het ware geluk, naar het land van belofte? Het land van vrede, goedheid, tederheid, begrip, geduld, rechtvaardigheid, optimisme, liefde, vreugde! Hoe vaak maken wij omwegen en bereiken zo moeizaam dat paradijs waar wij zo naar verlangden... Terwijl ons mooiste doel wellicht is: de hemel dichter bij de aarde brengen.
Pas aan het einde van je leven kan je de balans opmaken. Je kijkt terug op wat zo mooi had kunnen zijn, op conflicten en aanvaringen, leegte en hartepijn, verdriet en gemis, terwijl het heel anders had gekund. Wij bouwen wolkenkrabbers van welvaart die, in plaats van ons een ruimer uitzicht te bezorgen, ons beletten om de blauwe hemel te bewonderen. Verkennen wij de ruimte omdat wij ons niet meer thuis voelen in onze kleine buurt?
Wij reizen met verbluffende snelheid. Het kan niet snel genoeg gaan. Maar hij die onderweg geniet van het landschap en de mens niet vergeet kunnen wij toch moeilijk een dwaas noemen, hoewel hij volgens de norm van onze tijd soms te laat komt.
Is de tijd waarin we leven zo lawaaierig omdat hij innerlijk hol is? Wij verzamelen van alles, stapelen het op: geld, comfort, luxe... Maar bevinden wij ons niet in een doodlopende straat? Niet alleen de kamers van onze huizen, maar ook die van ons hart zijn gevuld met overbodige dingen die ons leven verstikken.
Eén ding vooral hebben sommige mensen verleerd: tevreden zijn! Het kostbaarste goed, voor geen goud te koop, nergens te verwerven, tenzij via de weg van het hart: de tevredenheid die het oog siert, het hart rust geeft, de spieren ontspant, en die ons in staat stelt te genieten van àl het schone om ons heen. Hoeveel mensen zijn tevreden met wat ze hebben? Toch hebben wij redenen te over om tevreden en gelukkig te zijn. Want er is zo weinig nodig voor een beetje geluk.
Wij slepen ons voort door dit leven en sleuren heel wat bagage met ons mee, maar ons hart is leeg. Iedere dag voegen wij er nog iets aan toe en ons hart wordt nog leger, onze last nóg zwaarder. Wij hebben onze handen vol aan onze bezittingen, we willen niets verliezen. Laten wij ophouden te verzamelen, wij hebben genoeg. Laten wij iedere dag een stukje hebzucht achterlaten.

Naarmate wij minder moeite hebben om iets los te laten, om er afstand van te doen, kunnen wij ons vrijer bewegen. We hebben onze handen weer vrij en kunnen weer een hand reiken naar de medemens.
Terwijl onze handen leger en vrijer worden, vult zich ons hart met een vreug-

de die niemand ons ontnemen kan.

Besef dat denken een heerlijk instrument is, dat de realiteit schept die wij beleven. Je denken zelf is een realiteit. Je kijk op dingen geeft precies aan hoé je het ervaart... dat is je persoonlijke realiteit.

Sommige mensen stellen zich de vraag of Positief Denken niet gebaseerd is op verdraaiing van de realiteit, een leugentje om bestwil. Is het niet jezelf iets aanpraten, jezelf wat op de mouw spelden?
We kunnen deze vraag beantwoorden met een wedervraag: is Negetief Denken dan zoveel anders? Is uitgerekend dat niet een zichzelf iets aanpraten. En is dat niet iets wat uiteindelijk niet is geworden wat men ervan verwacht had.

Je denken schept de realiteit
Je denken heeft een sterke impact op de toekomst. Als je de toekomst op een positievere manier vorm wilt geven, dan is een correctie van je denken zeker op zijn plaats!
Laten we even stilstaan bij het beeld van de half volle of half lege fles. Het gaat in beide gevallen om een realiteit, identiek dezelfde realiteit, alleen anders bekeken. Misschien vind je dat het niets uitmaakt hoe je naar iets kijkt, maar je zal merken wat een verschil het uitmaakt! Pas deze manier van kijken toe op je werk, je relaties, je gezondheid... en je zal zien dat wat leeg is leger raakt en wat vol is gevuld wordt. Wil je iets bereiken, zorg er dan voor dat je er 'vol' van bent.

Leegte maakt leger, volheid maakt nòg voller
In gedachten kunnen tijd en ruimte veranderd of overschreden worden. In gedachten worden de waarden, de dingen waar je belang aan hecht, nauwkeurig afgebakend. Alles is in beweging, ook het beleven van de waarden en de betekenis ervan zijn gebonden aan de tijdsgeest en de plaats die je denken hierin inneemt. Je bepaalt zelf wàt wélke waarde heeft voor je. Door stil te staan bij mooie dingen, door verwondering en zinvolle activiteit, door zich ergens voor in te zetten, gaat men er ook echt van houden.
Wie zich bezighoudt met LEEGTE ziet moeilijkheden, problemen, zinloosheid, gemis en gebreken, wordt leeggezogen en ziet zich niet meer in staat tot enige positieve actie.
Wie zich bezig houdt met VOLHEID, ziet welke enorme mogelijkheden en kansen er zijn. Men roeit met de riemen die men heeft, men geeft alles een kans en er is ruimte voor groei en leerprocessen. Men geeft zich niet gewonnen, men geeft niet op. Het verrassende is dat door deze constructieve hou-

ding aan te nemen, er tenslotte geen sprake meer is van leegte. VOLHEID wordt de enige realiteit voor iemand die zich zo opstelt.
Je geeft, op zoek naar schoonheid en waardevolle doelstellingen, je leven kleur. De grootste verrijking is het besef dat er nog dingen zijn die 'waarde' of 'zin' hebben, en dat je in dit leven iets 'zinvols' kunt doen.
Toch gaat het niet om passieve dingen. Het is alleen maar door zich met bepaalde eigenschappen of doelstellingen te vereenzelvigen, dat men er kan van houden, er voor leven. In onze maatschappij die het uitsluitend van 'objectieve' normen wil hebben, dreigt iets te verkillen wat niet meetbaar is. Niet alles wat 'waarde' heeft is meetbaar volgens de criteria die voor de maatschappij waarin we leven van belang zijn. Het hanteren van deze criteria (geld, aanzien, belangstelling...) zou de impact van de eigenlijke waardevolle dingen enorm kunnen verkleinen. Er is véél méér dat waarde heeft.
Al het schone heeft zijn waarde. En alles wat waarde heeft verdient onze aandacht en onze bescherming.

Waardering... waarde-geven: een persoonlijke taak

Jij alleen kunt aan iets zijn werkelijke waarde toekennen door je persoonlijke engagement.
Zoekt je naar waardering van anderen? Dan loop je gevaar veel te kort te komen. Blijken van waardering worden maar zuinig uitgedeeld.
Als je je eigen geluk en zelfbeeld laat afhangen van de waarderingssignalen van anderen, haal je nooit een hoge score. Zoveel is zeker, daar hoef je niet aan te twijfelen. Ook al heb je enorm veel talenten, heb je alleen maar goede bedoelingen en is je sociale of maatschappelijke bijdrage zeer waardevol.
Zelfwaardering of het cultiveren van een positief zelfwaardegevoel is een belangrijke pijler voor een evenwichtige persoonlijkheid. Een vriendelijk woord en een schouderklopje zijn uiteraard altijd meegenomen. Dit doet altijd plezier.
Niemand kan je de juiste waardering geven. Het is trouwens best mogelijk dat je de waardering van anderen niet eens aanvaardt... Weet dus zelf wat je waard bent en bouw hierop een sterk *vertrouwen* in jezelf.

Je spreekt met jezelf. Dit innerlijk gesprek zet de toon. Laat deze toon gemoedelijk én bemoedigend zijn zodat je energieker en vitaler wordt.
Geef jezelf instructies om:
- je te beheersen
- je te ontspannen
- weg te zinken in een diepe slaap
- het roken te overwinnen
- los te komen van verkeerde gewoonten

- het ideale lichaamsgewicht te verkrijgen
- vrede te hebben met jezelf en met anderen
- te houden van je werk
- je voedingssysteem te veranderen
- je energie weer op te vijzelen
- je goed te voelen
- je fysieke ongemakken te genezen
- je pijn te verlichten

Formuleer je suggesties op een vriendelijke, doch besliste toon. Jij alleen kunt dit doen. Door hiermee bezig te zijn schep je één van de belangrijke voorwaarden voor je gezondheid.

10.

Voel je goed in je vel

Er zijn veel factoren die tot gevolg kunnen hebben dat iemand zich niet goed in zijn vel voelt. Het volstaat al dat je slecht geslapen hebt, dat je eten niet goed verteert, of dat je een conflict hebt met iemand. In al die gevallen is het mogelijk dat je je draai niet vindt, dat je besluiteloos bent en maar niet tot actie kan overgaan.

Het kan zijn dat je de energie mist om je grote plannen waar te maken, dat je gedachten niet helder zijn... terwijl je daar zo'n grote behoefte aan hebt. Ook in dit soort gevallen is een goede gezondheid van primair belang. Hoe gezonder je bent, des te aangenamer je lichaam zal aanvoelen. Je zal geen leven meer leiden met hoogten en laagten, maar elke dag weer opstaan als een stabiel en gezond mens. Aan het eind van de dag ga je slapen, gelukkig en blij omdat de dag genoeg had aan zichzelf. Omdat de dag je een gevoel van voldaanheid en succes heeft gegeven, een gevoel waarop je gezondheid en innerlijk evenwicht is gebaseerd.

Voel je goed in je vel. Zorg goed voor je fysieke en geestelijke mens. Zorg dat beide dimensies met de nodige zorg omgeven zijn en trek die lijn door naar je leefwereld. Als je gezond wil zijn, besteed dan aandacht aan de omgeving waarin je woont, leeft en werkt. Het spreekwoord zegt dat je nooit gezonder kunt zijn dan de omgeving waarin je leeft.

We weten natuurlijk wel dat de natuur enorm goed kan regenereren. Toch is het beter de natuur niet uit te dagen, maar met haar mee te werken.

Alles wat je kan helpen om het je naar de zin te maken staat tot jouw beschikking. Stel je mentaal in op een leven dat in harmonie is met de natuur en geniet van elk moment van je leven, van honderd en één kleine dingen.

Maar misschien is het voor sommigen te mooi om waar te zijn. Voor hen blijft het een droom die ze graag werkelijkheid zouden zien worden. Het enige wat ze hiervoor moeten doen, is alle punten die in dit boek vermeld staan, toepassen.

Maak daarbij gebruik van de lichaamssignalen

In het leven is er niets dat zich onaangekondigd voordoet. Gelukkig, want als het niet zo was, zouden wij ons voortdurend vergissen, vaak met fatale gevolgen. Door het feit dat leven bestaat uit ervaring, uit dingen die we hebben meegemaakt, zouden we nooit in staat zijn te leren als wij de wetten van actie en reactie niet zouden kennen. Het is dankzij deze wetten, die signalen zijn,

dat we meer inzicht krijgen in de werking van ons organisme. Gelukkig hoeven we niet alles zélf te ervaren. We kunnen ook leren uit ervaringen van anderen.
Er zijn twee soorten signalen, nl.:
- positieve: die zijn weinig opvallend, spreken vanzelf. Men voelt zich goed, men is vitaal, levenskrachtig, sterk en op activiteit gericht. Het lichaam is in een nagenoeg permanent goede conditie waarbij geen enkel negatief signaal kan worden opgevangen, noch in de mond, noch op de huid, de spieren, het hart, de spijsvertering... Eigenlijk voelt men zijn lichaam niet. Men weet niet als het ware dat men een hart, een spijsvertering etc. heeft.
- negatieve: deze signalen vallen ons wél op. Diverse pijnsignalen, huidveranderingen, mond, lippen, mondhoeken, ziektesymptomen, hinderlijke of blokkerende ongemakken wijzen op veranderingen, moeilijkheden en een inwendige strijd.
Het is pas door analyse van de feiten en de omstandigheden waarin ze zich voordoen dat dergelijke signalen ons iets leren. Geloof maar niet dat dieren in de vrije natuur niet bekend zijn met deze signalen. Schaller vertelt b.v. over zijn observaties van grote apen, hoe deze zich op een bepaalde dag rijkelijk te goed deden aan overrijp fruit, met dronkenschap als gevolg. Hij zag de uitwerking, de onberekenbaarheid waardoor de aap een gevaar werd voor zichzelf in de daarop volgende uren. En de hieruit resulterende gedragsveranderingen tot wanneer de apen zich neerlegden en in slaap vielen ontgingen hem niet. In de daaropvolgende periode, die bijna 3 maanden duurde, consumeerden de apen, in tegenstelling tot vroeger bijna geen fruit.
Is dit niet merkwaardig? De aap moet over zijn instinct, zijn intuïtie en zijn observatievermogen kunnen beschikken om te overleven. Die zekerheid viel weg toen de aap dronken werd. In zijn drang om te overleven weigert hij nog langer fruit te eten, daar hij dit associeert met misselijkheid, buikpijn, etc... Zouden we dat ook doen, of verdringen wij deze signalen om 'man' te zijn, om erbij te horen, om sociaal te doen, met het oog op een zekere status of omwille van andere illusies?
Bij iedere activiteit die abnormaal is/was krijgen we een signaal, zolang ons lichaam opmerkzaam genoeg blijft en niet verdoofd wordt door een chemische interferentie. Abnormaliteiten kondigen zich aan in de vorm van een symptoom dat we voor ons welzijn als bijzonder onaangenaam ervaren.

Signalen herkennen

Soms komt een signaal vrij snel, soms komt het pas uren, dagen, weken, maanden of zelfs jaren later.
Sommige signalen zijn heel snel. B.v. bij verbranding. Je komt aan een hete ketel. Onmiddellijk krijg je een gevoel van pijn dat je doet besluiten je hand

direct weg te trekken. Je voelt de pijn, je geest laat je razendsnel reageren, als op bevel.
Als je echter na het drinken van hete soep of kruidenthee een geïrriteerd gevoel hebt achter in je keel of als je verhemelte vervelt of je tong pijnlijk aanvoelt, sta je daar niet zo lang bij stil. Toch zijn ook dit signalen om van te leren. Hoe vaak brand je je hand, of je tong? Een ezel stoot zich geen twee maal aan dezelfde steen, zegt het spreekwoord... Is dat zo? Of weigeren we van de signalen te leren?
Soms is het moeilijk om bepaalde signalen te herkennen en de reden ervan te achterhalen. Het kan gebeuren dat iemand last heeft van jeuk, huiduitslag en niet, of niet onmiddellijk het verband ziet tussen dit lichamelijk ongemak en een dineetje in een (b.v.) Oosters restaurant. Een zeer gekruide voeding kan tot bepaalde klachten leiden, alleen staan we daar niet zo gauw bij stil. Als we na een heerlijke, maar "scherpgekruide" maaltijd hartkloppingen krijgen (b.v. een dag later) zien we niet zo gauw het verband, begrijpen we niet de signalen.

Signalen, zelden juist ingeschat

Maaltijden worden vaak fout begrepen. En ik denk dat een van de redenen daarvan is dat het lichaam niet noodzakelijk onmiddellijk reageert op wat fout gaat. Sommige verschijnselen doen zich pas de dag nadien of zelfs nog later voor. Wie zijn lichaam te zwaar belast, hypothekeert het en kan een forse rekening verwachten... Het is mogelijk dat ons lichaam permanent geïntoxiceerd wordt, waardoor bijna onophoudelijk symptomen voorkomen, zonder onderbreking, en zeg dan zelf... door wat worden ze veroorzaakt? Door de drie liter koffie die we dagelijks drinken? Door de sigaretten, de slecht gecombineerde maaltijden? Door het feit dat de intoxicatie zo ernstig is, is het mogelijk dat een halve maatregel (het verwijderen van één risico) niet eens een duidelijke verbetering geeft. Sterker nog, misschien wordt het zelfs nog erger, omdat we waarschijnlijk eerst de conditie-oppepper verwijderen. Het lichaam geeft ontzettend veel signalen, maar als de informatie eenmaal vervalst is en de herkenningsmechanismen buiten werking worden gesteld, wordt het een zaak van "heropvoeding".
Alleen onwetende mensen stellen zich de vraag: "Waarom gebeurt het MIJ altijd?" Ze vergeten dat ze zelf verantwoordelijk zijn voor wat ze hun lichaam aandoen.

Energievergroter: aangename omgevingstemperatuur

Het feit dat alle menselijke wezens een lichaamstemperatuur van ongeveer 37,5 graden hebben is een bewijs van de magnifieke wijsheid die in het menselijk lichaam is ingebouwd. We hebben geen artsen nodig die ons vertellen hoe we de temperatuur van ons lichaam moeten regelen. Deze informatie is immers al opgeslagen in onze hersenen die onze lichaamsthermostaat controleren, los van ons bewustzijn. Deze energievergroter is simpel: vermijd bovenmatige stress door het lichaam bloot te stellen aan extreem hoge of extreem lage temperaturen. In beide gevallen wordt het lichaam belast met zware stress. Het lichaam reageert hierop met abnormale hoeveelheden endogene toxische stoffen te produceren.

11.

Dankbaar om je leven - Geloven

Misschien denk je dat je alles al weet en heb je de neiging dit boek dicht te klappen. We willen je vragen nog even geduld te oefenen. Eén onderwerp willen we nog behandelen: de relatie tussen gezondheid en geloven. In het artikel "Geloven is gezond" viel me volgende passage van Chesterton op: *"Als mensen ophouden in iets te geloven, geloven ze niet in niets. Ze geloven in alles."*

Vanaf het moment dat rede en verstand het voor het zeggen kregen, is de aandacht voor geestelijke zaken nog nooit zo massaal geweest. Veel mensen hebben de tradities en de geloofsvisie van hun ouders opgegeven. Misschien hadden ze daar hun reden voor, omdat ze in hun leven nooit het bewijs hebben gezien van wat een levend geloof kan teweegbrengen. Misschien zijn ook andere invloeden daarvoor verantwoordelijk geweest. In ieder geval hadden zij, net als jij, een vrije keuze om te geloven in wat ze willen. Of misschien waren de verleidingen van de voedings- en amusementsindustrie zo groot, dat men er niet aan kon weerstaan.

Dit hoofdstuk gaat over een keuze, voor mensen die begrepen hebben dat er in het leven méér is, voor mensen die met open ogen kijken naar een wonderlijke natuur. Wie dit kan, ervaart iets moois: rust en een innerlijke vrede. Vaak worden we geconfronteerd met mensen die op de één of andere manier het vernietigende effect van angst aan den lijve hebben ondervonden. Dit is uiteraard een heel trieste én een slechte zaak. Vandaag de dag zijn er steeds meer mensen die geleid worden door twijfel en onzekerheid. Mensen die ten prooi zijn aan verwarring, die hun greep op hun leven dreigen te verliezen. Wat kunnen we aan deze mensen bieden?

Moeten we hun vertellen dat ze hun voeding beter moeten verzorgen, dat ze betere voedselcombinaties moeten maken, dat ze meer fruit en groenten moeten eten? Of moeten wij hun een andersoortig advies geven en hen wijzen op de relativiteit van ons aardse bestaan ten opzichte van het echte leven?

Gezondheid maakt een geïntegreerd deel uit van je geloofsleven. Je hoeft van voeding geen geloofspunt te maken. Het redt je niet. Het verschaft je wel meer vitaliteit, een helder hoofd om beter te denken, meer levenscomfort, zodat je helemaal in harmonie met je geloof daden kan stellen.

Martin Buber formuleerde het ooit als volgt: "Wie eet met eerbied, maakt de tafel tot een altaar."

Het ligt voor de hand dat de God die ons schiep, ons ook vertelt hoe we on-

ze gezondheid kunnen bewaren, d.w.z. hoe wij ervoor kunnen zorgen dat Zijn schepping niet in verval raakt. En dat niet nà de feiten, maar ervòòr. De bijbelse principes zijn gebaseerd op het bewaren van de gezondheid. Pas later in de menselijke geschiedenis, wanneer ten gevolge van de keuze van de mens, ziekte en lijden hun intrede deden, lag het accent op de genezing, het herstel. De keuze van de mens is soms een individueel, soms echter ook een collectief antwoord op z'n vragen en problemen.
Het Goede Nieuws, gezondheid en levenskracht voor iedereen, is zozeer verweven met de Schrift. De hierin geschreven boodschap is zo vèrstrekkend, en heeft betrekking op ons leven nù en in de toekomst.
Geeft de Bijbel informatie over gezondheid? Zeker. God schiep niet alleen de planten, de dieren en de mens, maar gaf ook beginselen die van belang zijn voor het behoud van onze gezondheid en voor ons welzijn. Omdat de mens deze basisprincipes dikwijls heeft genegeerd of overtreden, is veel leed en verdriet in de wereld gekomen. Het is gewoon een wet van actie en reactie. Dankzij de beschermende maatregelen van God, kunnen wij ons gelukkig prijzen dat de gevolgen niet erger zijn.
Toen ik onlangs in een gezondheidstijdschrift de opmerking las, die me al jaren bezighield: "Het is een wonder, hoe ondanks alles, mensen nog zo gezond zijn..." dacht ik bij mezelf: "Dit is het duidelijkste bewijs dat God werkt." Met de psalmdichter kunnen wij uitroepen: "Ik loof je Here, omdat Gij mij zo wonderlijk hebt gemaakt." De mens is als bekroning van de schepping niet alleen begiftigd met verstand, God heeft in zijn reinigingsmechanisme meer voorzien dan bij eender welk ander schepsel. De buffersystemen die de menselijke gezondheid in evenwicht houden zijn zeer subtiel en ingenieus en dit verklaart waarom tal van mensen, ondanks een waanzinnige levensstijl, toch behoorlijk lang over een redelijke gezondheid beschikken.
We mogen er zeker van zijn dat God zich betrokken voelt bij ons lichamelijk welzijn.
"Geliefde, ik bid, dat het je in alles wel ga en gij gezond zijt, gelijk het je ziel wel gaat", was een gebed van de apostel Johannes en het gaat over drie dingen:
a. de gezondheid van het lichaam;
b. geestelijke gezondheid;
c. voorspoed in materieel opzicht.
De zaken die in deze tekst genoemd worden, vormen de basis van een aangenaam en gemakkelijk leven. Elke gelovige kan in een bepaalde mate deze ingrediënten voor een gelukkig leven verwachten. Hij of zij kan er in elk geval voor bidden. Misschien zouden we er ook meer van bezitten als we er ernstiger voor zouden bidden. Dit kan ons in ieder geval geestelijk in de juiste conditie brengen voor een intenser beleefd, gelukkiger leven. Door het gebed

kunnen we tot het besef komen dat God ons alles heeft gegeven om werk te maken van onze levens- en voedingsstijl. De Bijbel is een boek dat de mens wil opvoeden, dat hem kennis wil bijbrengen, hem uit zijn onwetendheid wil halen, ook als het om zijn gezondheid gaat.

Een van de belangrijkste factoren bij het bewaren van onze gezondheid is geloof. De Bijbel vertelt ons hoé te leven. In de Bijbel is "Gods wil" geopenbaard. Door het feit dat alles wat God wil, ook goed is voor de mens, is het van belang Gods wil te leren kennen. De Bijbel spreekt van de universele goddelijke wetten, die ook in de natuur zijn te vinden. Het bestuderen van Gods woord leert hoe de Almachtige werkt en waarom Hij in zijn liefde bepaalde dingen toelaat, zelfs als deze tegen zijn wil zijn. Wij lezen in Spreuken 4:20-22: "Mijn zoon, sla acht op mijn woorden, neig je oor tot mijn uitspraken; laat ze niet wijken uit je ogen, bewaar ze diep in je hart. Want zij zijn leven voor wie ze vinden, genezing voor hun ganse lichaam".

Gezond zijn en blijven vraagt kennis van Gods wil en bedoelingen. Bovenvermelde tekst roept op "er acht op te slaan". Kennis alleen helpt niemand. Wie niet door kennis tot de praktijk komt, is er slecht aan toe.

Gezondheid heeft te maken met meerdere factoren. Voeding kan belangrijk zijn voor het behoud van een goede gezondheid. Maar we worden ook aangemaand om er niet te krampachtig mee bezig te zijn: Ziekte is geen constructie van God, maar een gevolg van menselijke keuzes. Waar God in het midden staat worden heilige gedachten gekoesterd en heilige daden verricht. De Bijbel is een boek voor mensen die wensen positief te leven, zoals God het heeft bedoeld. Daarom is de Bijbel ook het boek van de geestelijke verandering.

Echte genezing van lichaam en geest kan alleen bij God gevonden worden. Besef dat, telkens er een positieve verandering waar te nemen is op geestelijk of lichamelijk vlak, dit te maken heeft met Gods genade en met Gods herscheppende krachten. Men heeft het soms over de genezende krachten van de natuur, maar men moet steeds in gedachten houden, dat de natuur slechts de geboden van God gehoorzaamt en een weerkaatsing is van de macht van de Schepper. De natuur kan door de mens gebruikt worden, de natuurlijke krachten moeten ontdekt worden, terwijl hun samenhang wordt gerespecteerd.

De genezing die een aanvang neemt nadat de hemelse chirurg zijn werk heeft gedaan of tot stand komt als gevolg van de juiste voedingswijze, maakt deel uit van dezelfde macht die zorgt voor de verhoring van onze gebeden.

In de natuur liggen de levenswetten verborgen. Zoals een vogel vliegt en zijn leven leeft, zo is ook aan de mens de tijd gegeven om van de hem toegemeten tijd iets zinvols te maken. De mens kan zich laten kneden door de geest Gods en ontdekt de wonderlijke samenhang tussen alles wat leeft. God voorziet in alle behoeften op de meest voortreffelijke manier. Maar de mens is eigengereid. Hij verlaat het juiste pad en verandert naar eigen goeddunken de natuurlijke krachten. Tenslotte verbaast de mens zich over de afloop die anders is dan hij zich had voorgesteld en geeft God de schuld...

Stress en gebrek aan geloof: oorzaak van ziekte

Een van de belangrijkste oorzaken - zo niet de belangrijkste - van alle ziekten is stress en gebrek aan geloof. Deze twee factoren gaan niet zelden samen. Overbelasting en de afwezigheid van momenten van stilte en bezinning maken dat men niet meer de tijd heeft om zich bezig te houden met de diepere dingen van het leven.
Carl Jung schreef in zijn boek "Modern man in search of a soul" dat gedurende dertig jaar mensen uit allerlei landen hem hadden geconsulteerd. Hij had ontdekt dat vrijwel alle patiënten van boven de 35 jaar met ernstige stressproblemen te kampen hadden. Volgens hem was de oplossing voor deze honderden mensen te vinden in een godsdienstige visie op het leven. Wie er niet in slaagt religie een plaats te geven in zijn leven, kan geen werkelijke genezing vinden. Zelfs voor deze bekende psychiater was het duidelijk dat in deze wereld waarin pijn en verdriet vaak een belangrijke plaats innemen, de mens er behoefte aan heeft te geloven in God.
De Bijbel vertelt dat uiteindelijk alle ziekte uit deze wereld zal worden weggenomen. We lezen dat God "alle tranen van hun ogen zal afwissen, en de dood zal niet meer zijn, noch rouw, noch geklaag, noch moeite zal er meer zijn, want de eerste dingen zijn voorbijgegaan" (Openbaring 21:4).
Dit is Gods ideaal voor ons heelal en daar werkt Hij naartoe. Deze aarde - het zwarte schaap in Gods kudde - zal uiteindelijk in de eeuwige schaapskooi worden teruggebracht. Dan zal er geen ziekte, geen lijden en geen dood meer zijn. Dan zal de mens niet langer opgejaagd worden door de gedachte aan tekortschieten, door de zorgen om aan alle problemen het hoofd te bieden, in een eeuwige wedloop waarin alleen prestaties en voortdurende competitie telt. In plaats van angst en onvoldaanheid zal er vrede in ieders hart zijn. In afwachting van deze eeuwige vrede kunnen wij ons nu al, door het geloof, verheugen op dit heerlijke toekomstbeeld. We kunnen een voorbeeld nemen aan de rust, de innerlijke vrede en sereniteit die Jezus op aarde heeft uitgestraald, zelfs al ontfermde Hij zich voortdurend over het lot van de vele lijdenden.
De mens van vandaag mist meestal die innerlijke vrede en rust. Bij gebrek aan houvast en meegesleurd door het jachtige levensritme, verminderen de kwaliteit van het leven en de kansen op een goede gezondheid. Momenten van rust en bezinning behoren tot de normale ingrediënten van een geslaagd leven. Iedereen moet erover waken dat deze herbronningsmomenten niet uit het leven verdwijnen onder druk van vele activiteiten en bezigheden.

Tot rust komen houdt in:
- afstand nemen en zich de vraag stellen: ‘Waar ben ik mee bezig?'
- loskomen van de dagelijkse sleur, zich verzetten tegen vervlakking
- tijd om orde te scheppen in je leven: een einde maken aan de chaos op het werk, aan chaotische gedachten...
- tijd voor zingeving: weten 'het is de moeite waard'
- nieuwe krachten opdoen: de energiebalans optimaliseren
- herstel van geestelijke & lichamelijke functies
- tijd voor positieve heroriëntatie: engagement met positieve begrippen en bezigheden
- kiezen voor het leven.

Er is een tijd voor arbeid en een tijd voor rust. Beide zijn even zinvol. Zo blijft het leven boeiend en licht.

Mensen die succesvol waren in deze wereld waren mensen met een enorm inzicht en vertrouwen. Succes wordt gekenmerkt door beginselvastheid en trouw aan principes. Ook op het vlak van gezondheid zorgen zij voor de nodige houvast. Een mens die door twijfel heen en weer wordt geslingerd, voelt zich hulpeloos en zwak en weet niet hoe hij uit deze hel kan komen. Soms kunnen enkele minuten van gebed sneller genezing brengen dan heel wat bezoeken aan de arts. Maar alleen jij kunt dit doen!

12.

Voorkomen is beter dan genezen

Het Viervoudige Gezondheidszoekersprogramma voor een schitterende gezondheid.

Stap1:

- Stop met alle gewoonten, voedingsmiddelen enz. waarvan uit wetenschappelijk onderzoek is gebleken dat ze schadelijk zijn voor het levensproces.
- Begin toe te passen wat je al weet over gezondheid, elimineer met name de voor de gezondheid schadelijke stressoren die de levensenergie uitputten.
- Zie hoe je zo goed mogelijk bevrijd kunt worden van de risico's van het leven.

Stap2 :

- Pas in je levensstijl alleen die praktijken toe die door de wetenschap gepromoot worden als gezondheidsbevorderend, en waarover geen discussie bestaat.
- Pas meer gezondheidsbevorderende gewoonten toe zoals:
  - Lichaamsbeweging
  - Zuivere lucht / ademoefeningen
  - Zuiver water
  - Voldoende blootstelling aan zonlicht
  - Voldoende rust, slaap, ontspanning
  - Emotionele rust; innerlijke vrede
  - Het gevoel van veiligheid
- Probeer maximaal te genieten van de "pluspunten" van het leven.

Stap 3 :

- Pas je voeding aan, zo traag of zo snel als de gezondheidszoeker dat mogelijk acht.
  Begin met het herwaarderen van fruit en groenten, het leren gebruiken van rauwkost, met de bedoeling dat je op termijn hoofdzakelijk die voeding zal gebruiken waarop je biologisch bent afgestemd.
- Lees zoveel mogelijk over deze materie zodat het je duidelijk wordt wat evenwichtige voeding inhoudt, hoe juiste voedselcombinaties werken, en hoe je je voeding optimaal kan gebruiken.

Stap 4 :

- Om het lichaam te desintoxiceren, moeten uit het lichaam alle abnormale hoeveelheden toxische stofwisselingsafval verwijderd worden, zodat de vloeistoffen van het lichaam, inclusief het bloed, weer vrij en zuiver kunnen stromen doorheen het lichaam, in staat om op te nemen, te transporteren en te verwijderen wat in het lichaam niet thuishoort, nl. de zure afvalstoffen, omdat de bloedstroom zelf niet langer verzadigd is met het "slijk", maar terug beschikt over het vermogen om de afvalstoffen doorheen het lichaam te vervoeren.
- De lever en de nieren zijn tegenwoordig zo overbelast, dat ze hun normale werkzaamheden van filteren en andere levensbeschermende taken niet meer kunnen vervullen.
- Lichaamsdesintoxicatie is in je gezondheidsplan de vierde stap, nadat je werk hebt gemaak van het vermijden van onnodige risico's, het invoeren van gezondheidspromotoren, en het aanpassen van de voedingsstijl.

Dr. Lester Breslow, hoofd van de School of Public Health (Univ. of California, Los Angeles) zei in 1975 het volgende:
"Ik geloof met grote zekerheid, dat de bevolking veel te veel afhankelijk is van de artsen om gezond te blijven." En hij voegde eraan toe: *"We moeten allen meer verantwoordelijkheid nemen voor onze persoonlijke gezondheid - de keuzes die we maken in ons dagelijks leven en ook met betrekking tot bepaalde persoonlijke gewoonten..."*

De Wereld Gezondheids Organisatie definieert gezondheid als volgt: "fysiek, mentaal, sociaal welzijn, en niet alleen de afwezigheid van ziekte of gebreken."
We kunnen hieraan toevoegen dat innerlijke vrede onze hogere doelstelling is. Inderdaad: vrede met jezelf, vrede met je omgeving, vrede met de natuur, vrede met het grote plan dat God in de schepping heeft gelegd!

Conclusie:

Doe iets door niets te doen

Aan het eind van dit boek willen we het nog even hebben over de instrumenten die door de gezondheidsopvoeders kunnen worden gebruikt.
Voor de meeste aandoeningen hoeft men niet echt iets te doen. Ik wil even herinneren aan de uitspraak van T.C. Fry: "Doe iets door niets te doen". Dit houdt in:
- niet interfereren met de ziekte,
- de ziekte niet afremmen,
- de ziekte niet wijzigen,
- de ziekte niet onderdrukken,
- de ziekte niet prikkelen

maar omstandigheden scheppen waarin ziekte haar doel kan bereiken:
- door te vasten (d.i. geen energie meer gebruiken voor de spijsvertering)
- door te rusten: slapen of op zijn minst fysieke/mentale ontspanning
- door het scheppen van een aangename sfeer: gezelligheid, warmte
- door het gebruik van het onvolprezen oplosmiddel: zuiver water

Gezondheidsopvoeders, wees op jullie hoede... laat jullie niet afleiden om ziekte en ongemakken te bestrijden met 'middeltjes': het is de gemakkelijkste weg, de commercieel interessantste weg... maar is op lange termijn geen oplossing!
Gezondheidsopvoeders moeten weten dat de natuur nooit iets doet, tenzij zij daarvoor een *doel* heeft.
Ziekte heeft een doel: ze wil ons bevrijden van bedreigende toxines. Zeer hevige en intense ziekten zijn een signaal dat ons lichaam beschikt over een gezonde reactiekracht. Sta het lichaam toe om zijn werk te doen.
Slepende en trage, zwakke signalen en klachten en klachtjes, zijn een signaal van een zwakke gezondheid.
Kinderen reageren heftig en zo hoort het, omdat zij nog geen tolerantie hebben opgebouwd. Volwassenen "verdragen" of tolereren meer: méér tolereren is geen voordeel! Het is het bewijs van wat in de levenswetten is bewezen: negatieve aanpassing aan ziekelijke condities. Soms moet men dat station passeren. Wie eenmaal genezen is beschikt weer over een perfect werkend alarmeringssysteem! Dit betekent dat het mogelijk is dat men bij kleine

abnormaliteiten opnieuw heftig (= gezond) reageert.

Waarom verwachten we om "in een oogwenk te kunnen genezen" van een ziekte die een leven lang tijd nodig had om zich te ontwikkelen???
Sommige mensen lopen 15 jaar lang bij een (of meerdere) arts(en) de deur plat om van hun ziekte te genezen, maar als ze overgaan op natuurlijke hygiëne, dan willen ze in minder dan geen tijd weer gezond worden! Niet alleen hebben ze haast, maar ze willen ook weer gezond worden door nauwelijks verandering te brengen in hun gewoontes. Ze zijn nauwelijks bereid offers te brengen. Het is logisch dat iemand die er een leven lang voor nodig had om een ziekte te ontwikkelen ook heel wat tijd nodig zal hebben om via de natuurlijke hygiëne zijn gezondheid te herstellen. Het is van essentieel belang dat gezondheidszoekers het feit erkennen dat het herstel van ziekte "een omgekeerde evolutie is en dat deze tijd nodig heeft om vervolledigd te kunnen worden". "De Weg Terug" verloopt langzaam en trapsgewijs. *En daarvoor is in de eerste plaats een revolutie in iemands denken en gewoonten nodig!*